图解口腔美学种植修复临床规范

功能性全口义齿
修复技术

主编 高姗姗 总主编 于海洋

U0232839

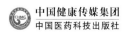

中国健康传媒集团
中国医药科技出版社

图书在版编目（CIP）数据

功能性全口义齿修复技术 / 高姗姗主编 . — 北京：中国医药科技出版社，2024.1

（图解口腔美学种植修复临床规范）

ISBN 978-7-5214-4166-6

Ⅰ . ①功… Ⅱ . ①高… Ⅲ . ①义齿学—修复术—图解 Ⅳ . ① R783.6-64

中国国家版本馆 CIP 数据核字（2023）第 198522 号

美术编辑	陈君杞
版式设计	也　在

出版	**中国健康传媒集团** | 中国医药科技出版社
地址	北京市海淀区文慧园北路甲 22 号
邮编	100082
电话	发行：010-62227427　邮购：010-62236938
网址	www.cmstp.com
规格	787 × 1092 mm $^1/_{32}$
印张	4 $^3/_4$
字数	90 千字
版次	2024 年 1 月第 1 版
印次	2024 年 1 月第 1 次印刷
印刷	三河市万龙印装有限公司
经销	全国各地新华书店
书号	ISBN 978-7-5214-4166-6
定价	**49.00** 元

获取新书信息、投稿、为图书纠错，请扫码联系我们。

内容提要

　　本书是《图解口腔美学种植修复临床规范》之一，主要介绍了全口义齿修复技术的主要流程和规范化操作要点，详细讲解了无牙颌解剖结构、初印模和终印模的制取要点、颌位关系转移与𬌗架的使用，以及试排牙、戴牙等可能出现的问题。本书提出了全面且规范的易于在临床掌握的功能性全口义齿修复技术，书中包含了吸附性义齿的理念，也根据临床经验进行了流程的细化。本书主要供全国各地医疗机构口腔医师、修复工艺技师、口腔护士，以及口腔专业本科生、研究生、进修生等参考使用。

丛书编委会

本书编委会

主　编　高姗姗

编　者　（以姓氏笔画为序）

王景蓉　邓玖鸿　宋依蔓

张晶晶　金春晓　赵　鹏

柳力仁　洪昱全　祝丽青

高姗姗　黄　云　彭　予

序

随着社会的进步和生活水平的持续提高，广大人民群众对美观和舒适度高的口腔美学种植修复的需求也不断提高。为了更好地服务人民的口腔健康，我们组织编写《图解口腔美学种植修复临床规范》口袋书，旨在帮助规范和提高基层口腔工作者的服务能力和水平。

作为口腔医学的热门领域，口腔美学种植修复新技术飞速发展。这也给医务工作者的临床工作提出了更高的要求。提高口腔医生整体素质，规范各级医疗机构医务人员执业行为已经成为业界和社会关注的热点。《图解口腔美学种植修复临床规范》口袋书的编写与出版旨在对口腔医生、修复工艺技师、口腔护士的医疗行为、制作设计、护理技术提出具体要求，在现有专业共识性认知的基础上，使日常口腔美学种植修复流程做到科学化、规范化、标准化。

本丛书为小分册、小部头，方便携带，易于查询；内容丰富，基本涵盖了口腔美学种植修复中的临床基本治疗规范及临床新技术，从各辅助工具如口腔放大镜、显微镜、口扫面扫、𬌗架及各类种植修复常见设备，到各类临床技术如美学修复预告、比色、虚拟种植、骨增量技术，再到常见的瓷美学修复如瓷贴面、瓷嵌体、瓷全冠的临床修复技术。

本丛书主要由近年来崭露头角的中青年临床业务骨干完成，他们传承了严谨认真、追求卓越的精神，从临床实践出发，聚焦基层临床适宜技术的推广，以科学性、可及性、指导性为主旨，来规范口腔美学种植修复的主要诊疗工作，方便全国各级医疗机构的口腔医务人员在临床实践中参考应用。

因学识所限，本丛书难免存在疏漏之处，真诚希望广大读者提出宝贵意见和建议，以便今后进一步修订完善。

最后感谢国家口腔医学中心、四川大学华西口腔修复国家临床重点专科师生对本套丛书的大力支持！

于海洋

2023 年 1 月

前　言

　　全口义齿是整个修复学的精髓部分，很多口腔医生从本科阶段开始学习，但因患者情况多变，临床操作标准化实施程度不高，造成临床修复水平参差不齐，有些医生即使在临床工作了很多年，仍对全口义齿修复望而生畏或出现临床一次次返工的情况。社会上存在很多的全口义齿培训班及生物功能性修复系统（BPS）、吸附性义齿等商业化义齿的推广，在一定程度上推动了全口义齿修复的制作水平，但仍有很多医生认为全口义齿只要操作好就可以了，而忽略了理论指导在全口义齿操作中的作用。扎实的理论基础是全口义齿标准化制作的前提，也是临床上医生遇到疑难患者进行思考并解决问题的关键，因此本书分章节依次介绍无牙颌的解剖结构及这些解剖结构在全口义齿修复中的意义，全口义齿的中性区理念、平衡𬌗等因素在全口义齿稳定中的作用。

　　本书还以简洁的语言和清晰的图片，介绍了功能性全口义齿修复技术的主要流程和规范化操作要点，初印模和终印模的制取要点，颌位关系转移与𬌗架的使用，以及试排牙、戴牙等可能出现的问题及解决方案。临床患者情况复杂多变，尤其是对于牙列缺损、缺失多年的患者，很多都伴随有关节、肌肉问题，患者的颌位不稳和关节病也对临床治疗提出了挑战。本书还介绍了解决这类问题的方案——治疗性义齿的临床操作要点以及由稳定的治疗性义齿通过数字化复制义齿手段完成全口义齿的制作。

本书为临床的实际操作提供了理论基础，也对实际操作中出现的问题进行总结与回顾。本书面向初学或有一定经验的制作全口义齿的医生和技师，为其提供更规范的制作和流程指导。

由于编写时间及水平所限，本书难免有疏漏或不足之处，恳请同行批评斧正。

编　者

2023 年 9 月

目录

第二章 无牙颌初印模的制取及颌位关系的初步确定

第三章 终印模的制取及颌位关系转移

第四章　标准模型修整和上𬌗架

第五章　排牙及试戴

第六章　戴牙及临床修复效果评估

第一章
牙列缺失患者的特点、口内外检查及旧义齿评价

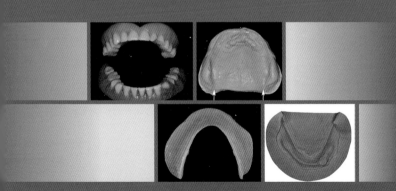

第一节　牙列缺失患者的特点

一、牙列缺失的定义

牙列缺失指患者的天然牙（包括牙根）全部缺失，这不仅会影响患者的发音和美观，还会影响患者的咀嚼功能。这类患者进食困难，通常只能进食流质或半流质食物。咀嚼功能的长期丧失，一方面会导致口内周肌肉过度代偿，舌体慢慢变大，颊肌附着点往舌侧移位；另一方面也会影响大脑的血供，不利于患者的全身健康。

牙列缺失患者的颌骨称为无牙颌。牙列缺失的修复方式包括常规的黏膜支持式全口义齿、种植体支持的全口覆盖义齿和种植固定义齿。患者适用于哪种修复方式取决于多方面的因素：患者口内的解剖条件、患者对义齿的要求、患者的经济状况、患者的全身健康状况及后续复诊维护的难易程度等。

二、牙列缺失的病因

牙列缺失是从天然牙列受损，到终末牙列缺失，最后到无牙颌的最坏结局，是一种临床常见病、多发病，多见于老年人和口腔卫生保健意识及医疗卫生条件较差地区的人群。导致牙列缺失最主要的原因是龋病和牙周病，其他原因还有外伤、遗传性疾病和不良修复体等。

三、牙列缺失后的组织改变及影响

牙齿是口腔系统的重要组成部分，牙列缺失后咀嚼功能丧失，剩余牙槽嵴和软组织会发生相应的变化。

（一）剩余牙槽嵴的吸收

剩余牙槽嵴是指牙缺失后残留的成嵴状的牙槽骨及其上覆盖的骨膜组织。

1. 剩余牙槽嵴的形成 拔牙后，牙槽窝内凝固的血块逐渐机化形成肉芽组织，口腔黏膜上皮细胞逐渐覆盖创口，肉芽组织内逐渐形成新的骨组织。拔牙创口愈合的同时，牙槽突发生骨吸收，高度降低，形成中间高、向唇颊侧和向舌腭侧逐渐降低的嵴状，牙槽骨的唇/颊舌向宽度变窄。拔牙出现骨裂或牙槽突吸收不均匀，会形成尖锐的骨突。

2. 无牙颌剩余牙槽嵴吸收的特点 无牙颌剩余牙槽嵴从形成之日起一直处于骨改建的过程中。其特点主要是持续性的骨吸收，表现为剩余牙槽嵴骨量的进行性减少，高度降低和宽度逐渐变窄。

剩余牙槽嵴吸收的过程可以分为两个阶段。第一阶段为拔牙后半年内，尤其是在拔牙后的前3个月，是剩余牙槽嵴的形成阶段。此阶段骨吸收速度最快，形态变化最显著。之后牙槽嵴吸收速度逐渐变慢至较低水平，进入牙槽嵴吸收的第二阶段。

一般来说，缺牙时间越长，牙槽嵴丰满度相对越差，但也有牙槽嵴吸收不明显的情况。牙槽嵴的吸收受多种因素影响，不同个体、同一个体的不同阶段、同一个体的不同部位，牙槽嵴吸收的速度和程度都可能不同。一般来讲，下颌牙槽嵴吸收速度更快，约为上颌牙槽嵴的四倍，前牙区牙槽嵴的吸收速度快于后牙区牙槽嵴。

不同部位骨质致密程度不同，上颌牙槽嵴唇颊侧骨板较腭侧骨板薄且疏松，所以吸收较快，使上颌牙槽嵴向上向内吸收，上颌弓逐渐变小，牙槽嵴顶位置越来越偏向腭侧，颌弓前部牙槽嵴顶逐渐靠近切牙乳突，后部宽度越来越窄。腭穹窿逐渐变浅，甚至与牙槽嵴顶平齐。而下颌牙槽嵴舌侧骨板较唇颊侧骨板薄且疏松，其吸收方向是向下向外，与上颌骨相反，下颌弓逐渐变大，牙槽嵴顶位置越来越偏向唇颊侧。严重的牙槽嵴吸收导致上、下颌弓宽度及水平位置关系不协调（图1-1）。下颌骨吸收严重者，后部可低于外斜嵴，前部可低于颏突，颏孔可位于牙槽嵴顶。而上颌切牙乳突、腭中缝两侧的硬腭水平部分，以及下颌磨牙后垫的位置和形态改变较少。

3. 剩余牙槽嵴吸收的影响因素

（1）局部因素：包含缺牙原因、缺牙时间、牙槽嵴固有骨质和密度、局部解剖结构和负荷大小等。

由牙周病导致的缺牙，初期牙槽嵴吸收已经很明

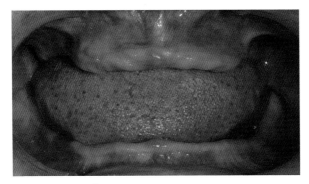

图 1-1　上下颌弓宽度不协调

显。所以，因严重牙周病发展至无牙颌的患者，其剩余牙槽嵴骨缺失较多。由龋病、根尖周病导致的拔牙，根据病程持续时间的长短、病变的程度和拔牙创伤程度的不同，缺牙处局部牙槽嵴吸收的程度也不同。

下颌牙槽嵴吸收速度快于上颌牙槽嵴，其原因包括：①上颌总义齿承托区面积是下颌总义齿的 2 倍（上颌平均为 22.96mm^2，下颌平均为 12.25mm^2），下颌牙槽嵴单位面积的受力接近上颌牙槽嵴的 2 倍；②上颌牙槽嵴和硬腭的黏膜及黏膜下组织的特性更有利于咀嚼压力的缓冲；③上颌骨的解剖结构比下颌骨更有利于咬合力的传导和分散；④咀嚼运动时下颌义齿的稳定性较上颌差，使下颌牙槽嵴更容易受到不利的作用力。

（2）全身因素：剩余牙槽嵴是全身骨骼的一部分，局部的变化与全身骨代谢变化密切相关，受基因、内分泌、全身健康、药物、运动和营养等因素的影响。

（二）软组织的改变

1. 黏膜的改变　正常情况下覆盖牙槽嵴和硬腭部分的黏膜是咀嚼黏膜。咀嚼黏膜的上皮有角化层，黏膜下层致密，有弹性，与骨膜结合紧密，不活动。咀嚼黏膜有良好的韧性和弹性，承受咬合压力的能力强。随着无牙颌患者牙槽嵴的不断吸收，咀嚼黏膜的面积越来越少，逐渐转化为被覆黏膜。被覆黏膜上皮薄，无角化层，黏膜下层疏松、活动，承受咬合压力的能力较差，容易出现压痛和创伤。

2. 舌体的改变　牙列缺失后，如果长期不做全口义齿修复，舌体失去牙的限制，活动空间变大，加之在咀嚼功能中的代偿作用，舌体会逐渐增大，甚至充满整个口腔，与颊部内陷的软组织接触。此外，患者也可能形成舌后缩的习惯，舌体占据口腔后部空间，同时舌尖内陷，导致口腔前部空间（包括口底前部）增大。无论是舌体肥大，还是舌后缩，都会影响全口义齿的修复效果。

3. 面部形态的改变　牙列缺失和牙槽嵴的持续吸收，会导致面下 1/3 高度降低，下颌向前上旋转和前伸，颏部前突，颏唇角丧失，面部表情肌肌张力降低，唇颊软组织塌陷，鼻唇沟加深，口唇垂直向皱纹加深，口唇过度闭合，唇红变薄，口角下垂，面部呈现衰老的面容。

了解无牙颌的解剖标志及其临床意义，对于全口义齿的制作有重要的指导意义。从印模的制取标准，排牙的咬合设计，以及全口义齿的调改等方面，帮助医生控制全口义齿修复的关键步骤，最终获得一副理想的全口义齿。

一、上颌的解剖标志

上颌的解剖结构可以分为上颌口腔前庭区周边结构、上颌结节及其周边结构和腭部结构（图1-2）。

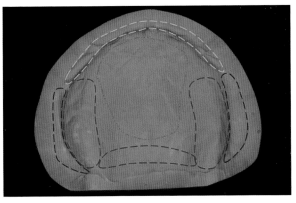

图1-2 上颌解剖结构（黄色虚线：上颌前牙区口腔前庭区；蓝色虚线：上颌后牙区口腔前庭区；红色：上颌结节周边结构；绿色虚线：腭部结构）

7

（1）上颌颊系带之间的区域为上颌前牙区口腔前庭区，颊系带后方为后牙区口腔前庭区。上颌前牙区口腔前庭区的周边解剖结构（图1-3）包括口轮匝肌（图1-4）、上唇系带、切牙乳突和牙槽突。上颌后牙区口腔前庭周边结构包括颧突区、颊肌附着部和上颌后牙牙槽嵴。

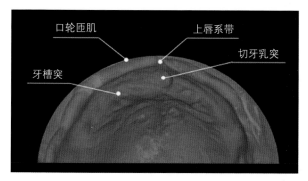

图 1-3　上颌前牙区口腔前庭

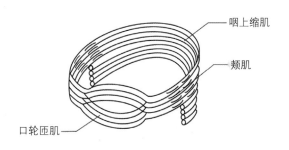

图 1-4　口轮匝肌：与颊肌、咽上缩肌从前向后呈环状排列组成水平肌链

8

①上颌前牙区口腔前庭区的中间被上唇系带分开。前方为上唇系带，上唇口轮匝肌，上方为上唇口轮匝肌附着部，侧方为上唇口轮匝肌。

上唇系带位于口腔前庭上中切牙之间（图 1-5），牙龈与黏膜交界处，呈带状或扇形的黏膜皱襞，为口轮匝肌在上颌骨的附着部。因上唇牵拉方向不同出现多条系带时（图 1-5a），常是鼻中隔降肌、上中切牙肌、提上唇肌、颧骨大小肌等肌束皱褶造成，难以在印模上表现出来，但取模时托盘仍应避开主系带，避免对义齿边缘的影响。

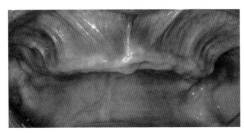

a. 带状

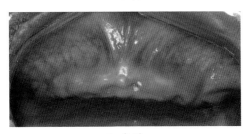

b. 扇形

图 1-5　上唇系带

切牙乳突（图1-6）是位于上颌腭中缝前端的软组织小突起。其下方为切牙孔，内有鼻腭神经和血管通过。它不能承受压力，义齿基托组织面在此处应缓冲。切牙乳突可以为制作蜡堤以及排牙提供参考。切牙乳突相对比较稳定，不易吸收，一般中切牙唇面基准线设置在切牙乳突唇侧8~10mm，但当上颌牙槽嵴吸收过多或为松软牙槽嵴时，参考切牙乳突排牙会不准确。

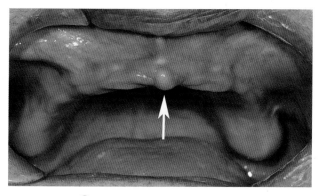

图1-6　切牙乳突（白色箭头所示）

②颧突区是后牙区口腔前庭周边结构的重要部分（图1-7）。它是位于上颌第一磨牙上方的牙槽嵴，连接颧弓，是制作义齿基托时需要缓冲的部位。颊肌附着部的后方隆起区域是后颧骨隆突（图1-8）。颊肌附着部会影响义齿在上颌后牙口腔前庭区域的边缘长度及厚度。颊肌附着靠前，后颧骨隆突容纳义齿空间变大，义齿稳定性高；颊肌附着部靠后时，后颧骨隆突变短变

小，义齿稳定性下降。

　　取闭口式印模时，应嘱咐患者进行功能运动，以获得上颌后牙区口腔前庭的功能性印模。下颌侧向运动，工作侧间隙增加，非工作侧间隙减小；下颌开口运动，喙突向前移动，前庭间隙减小；患者做吸吮动作，收缩

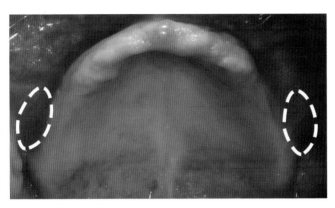

图1-7　颧突区（虚线所示区域）

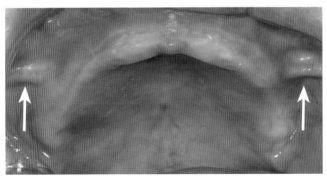

图1-8　颊肌附着部（白色箭头所示）

颊肌及系带，获得颊蜗轴的形态。

（2）上颌结节及其周边结构包括上颌结节、翼上颌切迹、翼下颌皱襞、颤动线和腭小凹。

①上颌结节是上颌牙槽嵴两侧远端的圆形骨突，表面覆盖黏膜，质硬，表面黏膜薄，无法承力（图1-9）。

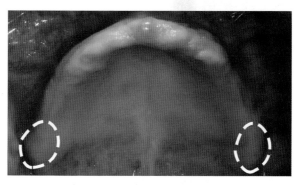

图1-9　上颌结节（虚线所示区域）

②翼上颌切迹是位于上颌结节最后方的结缔组织结构，其外侧的翼下颌皱襞连接到下颌磨牙后垫，在开口时，被翼下颌皱襞向前拉伸，此处凹陷变浅（图1-10）。

③翼下颌皱襞是上颌结节后方翼突钩到磨牙后垫远中的黏膜皱襞，位于翼上颌切迹外侧，大开口时会被拉紧前移，义齿基托远中不能侵犯该结构，以免影响患者开闭口运动（图1-11）。

④颤动线位于第一磨牙硬腭向软腭移行处，黏膜下分布有大量腭腺（图1-12）。此处制取压力式印模，可

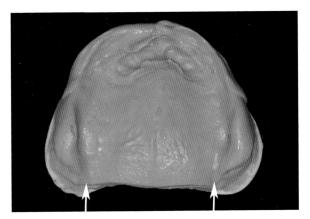

图 1-10 翼上颌切迹（白色箭头所示）

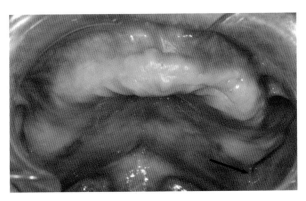

图 1-11 翼下颌皱襞（黑色箭头所示）

获得良好的边缘封闭。颤动线分为前颤动线和后颤动线，前颤动线在硬腭和软腭的连接区，约在翼上颌切迹与腭小凹的连线上。后颤动线在软腭腱膜和软腭肌的连

13

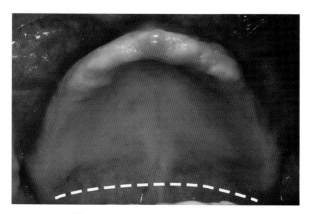

图 1-12　前颤动线（白色虚线所示）

接区。让患者大声发"啊"音，一般可以看到前颤动线；轻轻发"啊"音，可以看到后颤动线。基托边缘的位置一般设置在前后颤动线之间，不能超过后颤动线。

⑤腭小凹是位于硬软腭连接处、腭中缝两侧对称的两个或几个小凹，是黏液腺导管的开口。技师制作义齿时，因无法在模型上辨认颤动线，常将腭小凹后 2mm 作为义齿的后缘。但腭小凹与颤动线的关系因人而异，腭小凹仅作为寻找颤动线的参考指标之一，不决定其位置（图 1-13）。统计学调查表明，70% 的人有两个腭小凹，25% 的人腭小凹与前颤动线相重合，75% 的人腭小凹位于前颤动线之后，其中 7% 位于前颤动线之后 1~2mm，18.8% 为 2~3mm，27.1% 为 3~4mm，16% 为 4~5mm，4.9% 为 5~6mm，1.4% 为 6mm 以上。

⑥腭沟常位于腭小凹附近，腭中缝的两侧（图

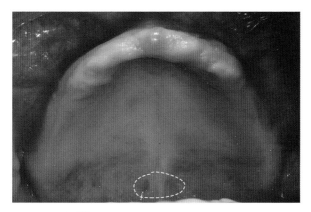

图 1-13 腭小凹（白色虚线框内）

1-14）。无牙颌患者腭沟的深浅、数量因人而异，由发育因素决定。当为腭沟较深的无牙颌患者制作全口义齿时，要注意义齿与腭沟的紧密贴合，若此处存在间隙，可能导致义齿的封闭性破坏，吸附性下降。

这部分解剖结构对应的该区域的印模要求如下。

a. 长度足够，覆盖上颌结节、翼上颌切迹；

b. 避免压迫翼下颌皱襞；

c. 颤动线附近加压；

d. 腭小凹及后方 2mm 印模完整；

e. 如有腭沟时，腭沟结构清晰。

（3）腭部结构包括腭皱襞和硬腭（图 1-15）。腭皱襞不能承力，应在制作个别托盘时缓冲此区域的压力，以在制取印模时减少这个区域的压力。硬腭区构成了腭穹窿，腭穹窿越高，颤动线越靠近前方，义齿可向后延

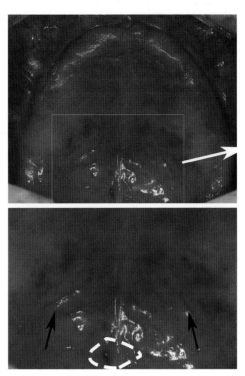

图 1-14　腭沟（黑色箭头所示为腭沟，白色虚线框内为腭小凹）

伸的区域越少。但高腭穹窿患者义齿的承托面积一般比低腭穹窿患者的大。

二、下颌的解剖标志

下颌的解剖标志将从前庭区、磨牙后垫区和舌侧组织依次进行介绍（图 1-16）。下颌牙槽嵴是下颌牙列缺失后牙槽突逐渐吸收改建形成，不做过多赘述。

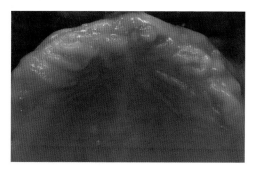

图1-15 腭皱襞和硬腭

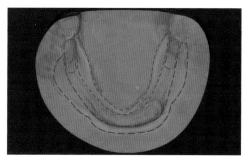

图1-16 下颌解剖结构（紫色虚线：前庭区；绿色虚线：磨牙后垫区；红色虚线：舌侧组织）

（一）前庭区的解剖结构

前庭区的解剖结构有颊系带、颊肌附着、颊棚区、颊肌、外斜线和咬肌切迹。

（1）下颌的唇、颊系带分别是口轮匝肌和提口角肌在颌骨上的附着部。若系带附着位置较高，对义齿的固位有影响，制取印模时，应充分体现系带结构，在义齿制作时避让。

（2）颏肌起于下颌骨侧切牙和中切牙唇侧牙槽突，止于颏部皮肤，其主要作用是上提颏部皮肤，使下唇前送。颏肌的状态，决定了患者下颌前牙区前庭的深度。制取印模应在患者下唇放松的状态下进行，将下唇拉开，放入托盘，嘱患者轻微口唇突出，印出紧张呈凹陷状态的颏肌。牙槽骨吸收程度越严重，颏肌附着的位置就越靠近牙槽嵴顶（图1-17）。很多无牙颌患者存在颏肌紧张的问题（图1-18），紧张的颏肌会对义齿施加向内的力，在制取功能印模时，义齿基托在前牙唇侧很难往前庭延伸，从而影响义齿的稳定性，同时过度紧张的颏肌留给下颌基托的唇侧空间较小。

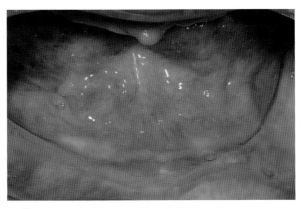

图1-17 颏肌附着：牙槽骨吸收程度严重，颏肌附着的位置在牙槽嵴顶上

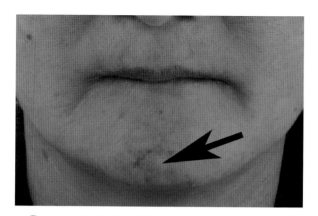

图 1-18　颏肌紧张（黑色箭头指示颏肌紧张的面部表现）

（3）颊棚区是颊系带－外斜线－磨牙后垫前方皮质骨对应的区域，可垂直对抗咬合力，为下颌义齿受力的主承托区。长期缺牙或长期佩戴边缘过短的义齿时，颊肌会产生代偿性收缩，出现"适应反应"，导致颊棚区空间缩小。使用治疗性义齿可以扩展颊棚区空间，作者曾拟合治疗性义齿修复前后的义齿组织面形态，其差异反映了治疗前后的义齿空间变化量。义齿空间变化随治疗性义齿的戴用表现出的规律为下颌颊棚区的扩展，下颌舌骨区的适应性变化以及唇侧基托的扩展（图1-19）。

（4）颊肌是一块扁平的近长方形的肌肉，起点位于上颌骨磨牙区牙槽嵴和下颌外斜线，从后向口角汇聚，止于上下唇，在前与口轮匝肌缠绕。

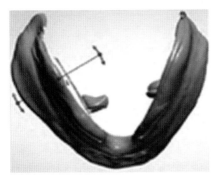

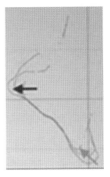

a. 截面位于左下第一磨牙区

b. 红色箭头表示左侧下颌义齿颊棚区扩展 4.3mm, 蓝色箭头表示下颌舌骨区基托缩短 3.9mm

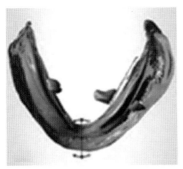

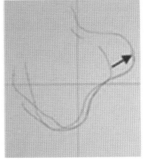

c. 截面位于下颌前牙区

d. 红色箭头表示唇侧基托扩展 2.7mm

图 1-19　患者治疗性义齿戴用前后的义齿形态拟合结果

颊肌的作用主要包括以下几点。

1 牵口角向外后；

2 保持在开闭口状态下颊部张力，防止咬伤颊黏膜；

3 协助咀嚼：保持食团位于上下磨牙间；

4 参与吮吸和用力鼓气。

对于面瘫患者，面瘫侧的颊肌失去张力，无法协助咀嚼，容易有食物堆积在面瘫侧的颊部与义齿的间隙内，也更容易咬颊。在为面瘫患者制作全口义齿时，应考虑面颊丰满器和特殊殆型的咬合设计，防止食物堆积和咬颊（图1-20）。

（5）咬肌切迹表现为印模和模型上的特殊印迹，对应咬肌的收缩（图1-21，图1-22）。颊肌后下部被咬肌前缘覆盖，咬肌收缩，会压迫颊肌，从而出现咬肌切迹。制取这个区域的印模时，印模材料流动性要足够好，且患者闭口位咬肌收缩才能取到。如果不闭口，无咬肌收缩，则在印模和模型上看不到咬肌切迹。若患者的咬肌活动度弱，对颊肌的影响不大，也可能看不到咬肌切迹。若两侧咬肌切迹不对称，则提示患者可能存在偏侧咀嚼的习惯（图1-23）。

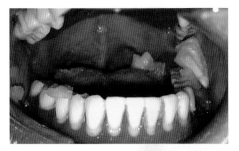

a. 粘接面颊丰满器前患者面瘫侧食物堆积

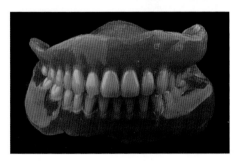

b. 粘接了面颊丰满器的全口义齿

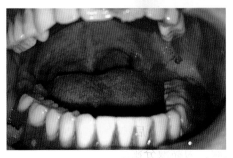

c. 粘接面颊丰满器后食物堆积的情况得到改善

🔟 1-20　面瘫患者的全口义齿使用颊侧丰满器
解决颊侧食物堆积的问题

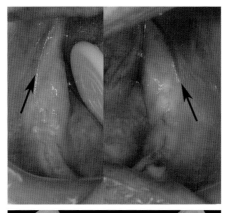

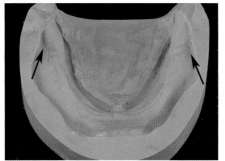

图 1-21　咬肌切迹（黑色箭头所示）

（二）磨牙后垫区附近的结构

磨牙后垫区附近的结构有 Someya 肌腱膜、翼下颌皱襞和咽上缩肌。磨牙后垫是下颌磨牙的最后方在软组织上的隆起，为黏液分泌腺包埋于黏膜下形成的隆起。磨牙后垫一般呈梨形或不规则的形状，其前部是纤维组织，后部是腺体，在制取印模时，易受压而发生变形，

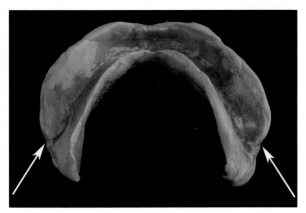

图 1-22 咬肌切迹在印模上的表现（白色箭头所示）

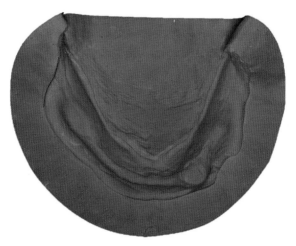

图 1-23 咬肌切迹不对称，提示右侧偏侧咀嚼习惯

在制作完义齿后，该区域过度受压易出现疼痛。传统观点认为基托一般延伸至磨牙后垫前2/3，《下颌吸附性义齿和BPS临床指南》中则强调下颌基托需完全覆盖磨牙后垫，从而在吞咽运动时，因颊肌、咽上缩肌收缩而形成颊舌闭合点（buccal-tongue closure point，简称BTC点）（图1-24），获得良好的边缘封闭效果。在实际义齿制作中，无论是否需要完全覆盖磨牙后垫，在印模制取中都要取出完整且基托不受压变形的磨牙后垫的结构。

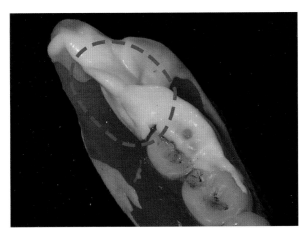

图1-24 BTC点：压力指示剂显示的BTC点（红色虚线框）

（三）舌侧组织

舌侧组织包括舌系带、下颌舌骨嵴前窝（舌下腺）和下颌舌骨嵴后部。

（1）舌系带是由舌侧牙槽黏膜往舌下走行的皱襞，舌静止时附着不清楚，舌上卷时出现明显皱襞（图1-25）。舌系带下方有颏舌肌，它起于颏棘，在舌背上呈扇状散布，伸舌时颏舌肌收缩。牙槽骨严重吸收时，颏棘的位置更接近牙槽嵴顶，颏棘上黏膜薄，因此义齿边缘应避开颏棘。取模时，应用流动性好的印模材料取模，嘱患者进行适当的功能运动，如伸舌和左右舔口角，以获得功能性印模。有个别患者会有不良舌习惯，如习惯性用舌头舔义齿或者舔嘴唇，这类患者的舌系带在运动过程中可能会导致义齿的边缘封闭被破坏，需要在制取印模前观察患者是否有不良舌习惯，需要时应为此类患者制取动态印模。

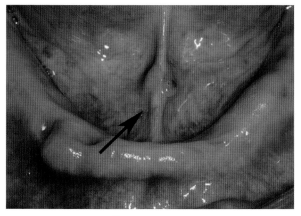

图 1-25　舌系带

（2）下颌舌骨嵴前窝位于前磨牙区舌侧，其下方有下颌舌骨肌和颏舌肌，肌肉收缩时上抬舌下腺（图1-26）。取模时让患者舌上抬，舌下组织会决定义齿边缘的高度；该区舌侧的厚度要足够，确保舌不上抬、口底低位时，前下方移动的黏膜皱襞与义齿边缘接触形成外封闭。

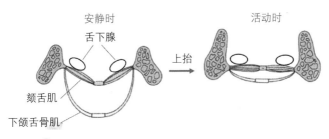

安静时　　　　　　　　活动时

舌下腺

上抬

颏舌肌

下颌舌骨肌

图 1-26　前磨牙区下颌舌骨肌位置与舌体上抬的关系

（3）下颌舌骨嵴后部位于下颌磨牙区舌侧（图1-27），有下颌舌骨肌附着。下颌舌骨肌收缩时会使舌骨上抬，口底变浅。当舌体抬高、前伸或吞咽时，口底黏膜与义齿边缘接触，同时舌体对义齿光滑面产生压力使之稳定。义齿基托在第二磨牙的舌侧需延长，超过下颌舌骨嵴 2~3mm，以形成较好的补偿封闭效果。下颌舌骨嵴上的黏膜较薄，用手按压通常有疼痛，因此应避免义齿边缘直接压在下颌舌骨嵴上造成咬合时疼痛。

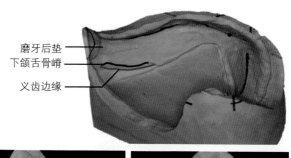

磨牙后垫——
下颌舌骨嵴——
义齿边缘——

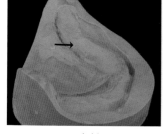

a. 左侧

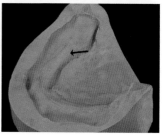

b. 右侧

图 1-27　下颌舌骨嵴后部（黑色箭头所示）

无牙颌的关节检查

一、无牙颌患者关节检查的要点

1. **视诊**　观察患者的面形是否对称，下颌是否偏斜，是否有关节绞锁以及患者的张口范围和开口型。

2. **问诊**　询问患者的关节病史，包括是否出现过关节区疼痛，是否有关节弹响史，是否出现过开口受限等。

3. **触诊**　检查患者开闭口运动时，髁突的动度是

28

否一致，是否有弹响或者摩擦音。肌肉触诊的位置（图1-28）：在上颌结节后外侧触诊翼外肌下头，在下颌第二磨牙舌侧沿下颌骨内面向后下至接近下颌角处触诊翼内肌。偏侧咀嚼患者在肌肉触诊时可能会出现非工作侧翼内肌及翼外肌的疼痛。

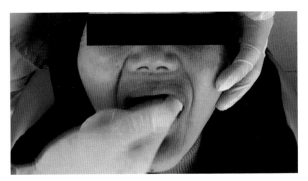

图 1-28　翼外肌下头触诊

二、关节检查的临床记录

1.依次检查并记录　包括关节活动度、弹响及摩擦音、开口型、开口度、肌肉扪诊和其他颞下颌关节的异常。

2.辅助检查

（1）全景片：可以看到牙槽嵴高度，以及双侧髁突形态和大小是否对称。

（2）口腔颌面锥形束 CT（CBCT）：可以看到髁突的大小、形态（图 1-29），骨质是否异常（图 1-30），以及其与关节窝的相对位置（一般在下颌息止颌位拍摄）（图 1-31）。

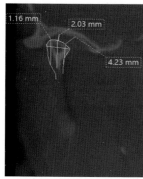

a. 右侧关节冠状面　　　　　　　b. 左侧关节冠状面

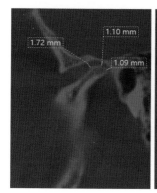

c. 右侧关节矢状面　　　　　　　d. 左侧关节矢状面

图 1-29　关节 CBCT 检查之髁突大小、形态异常：左右侧髁突大小差距大，右侧髁突异常吸收，双侧关节前间隙较后间隙偏大

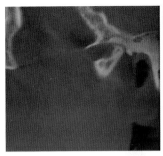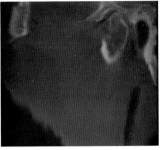

a. 右侧关节矢状面   b. 左侧关节矢状面

图 1-30 关节 CBCT 检查之髁突骨质、形态异常：
双侧髁突异常吸收，骨皮质不连续

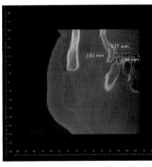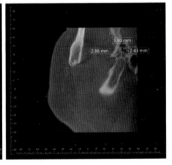

a. 左侧关节矢状面   b. 右侧关节矢状面

图 1-31 关节 CBCT 检查之髁突位置异常伴关节窝和髁突的
形态、大小不匹配（上间隙值偏大，后间隙值小于前间隙值，
髁突较关节窝偏大）

在为患者制作义齿前，检查和评价旧义齿的情况，可以为新义齿的制作提供参考。旧义齿的评价需从义齿磨耗、固位力与稳定性、义齿形态和旧义齿戴用后的面型、垂直距离、咬合状态及丰满度这几个角度来进行。

一、义齿磨耗

检查义齿人工牙的磨耗情况（图1-32），或根据患者面部对称性，可以判断患者是否存在偏侧咀嚼习惯。据统计，无牙颌人群中偏侧咀嚼率为30.4%，全口义齿戴用者为41.1%。全口义齿戴用者往往经历了牙列完全缺失前的牙列缺损阶段，这类患者可能因长期用有牙侧

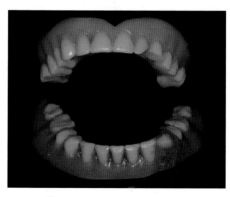

图1-32　旧义齿𬌗面磨耗检查

或咀嚼效率高的一侧进行咀嚼，使得一侧咬肌更为发达，在戴全口义齿后，依然保留偏侧咀嚼的习惯。也有部分患者修复后咬合调整不合适，患者喜欢用好用的一侧咀嚼而形成偏侧咀嚼。也有患者因为长期的偏侧咀嚼导致了颞下颌关节疾病，而单侧肌肉触诊疼痛和颞下颌关节痛与单侧咀嚼习惯显著相关。

二、旧义齿的固位力与稳定性检查

对于全口义齿的固位力和稳定性的评价多偏主观，但有一些方法可以量化评价的标准，如采用 Kapur 法评价全口义齿的固位力与稳定性。具体评价标准见表 1-1。

表 1-1　义齿固位稳定性计分标准

得分	固位标准	稳定标准
0	无固位力，义齿就位后自动移位	无稳定性，在压力作用下，义齿基托在支持结构上出现极大的晃动
1	小固位力，义齿可以轻微抵抗垂直向拉力，对侧向力有一点或完全没有抵抗力	有一些稳定性，在压力作用下，义齿基托在支持结构上出现中等程度的晃动
2	中等固位力，义齿可以抵抗稍大的垂直向脱位力，对侧向力有一点或完全没有抵抗力	足够的稳定性，在压力作用下，义齿基托在支持结构上轻微晃动或无晃动
3	固位力好，义齿可以最大程度抵抗垂直向脱位力，有足够抗力对抗侧向力	强稳定性，在压力作用下，义齿基托在支持结构上无晃动

旧义齿固位与稳定性差的原因包括以下几个方面。

（1）旧义齿贴合性下降。义齿戴用时间较长，牙槽嵴吸收，义齿组织面形态与牙槽嵴黏膜形态不匹配，导致义齿固位力下降。

（2）旧义齿的磨耗导致垂直距离降低，或局部咬合异常。常伴有肌肉、关节与咬合不协调，导致义齿稳定性下降。

（3）患者有偏侧咀嚼习惯，或长期用前牙切咬硬物的习惯，易出现松软牙槽嵴，导致义齿的固位、稳定性下降。

（4）义齿性口炎或口干症等异常口腔健康状态。长期戴用不合适的义齿，或不注意口腔卫生，导致黏膜状态异常，义齿固位力下降。

三、义齿形态

检查义齿的形态是否符合生理解剖形态，义齿基托覆盖口内的区域是否达到标准，以及与口内的解剖标志的对应关系（图 1-33）。旧义齿形态的记录，用于评估其与理想义齿形态的差距（图 1-34）。若患者已适应旧义齿的形态和大小，需与患者提前沟通新义齿存在形态的变化，并告知患者需要一定时间适应新义齿。

四、旧义齿戴用后的面型、垂直距离及丰满度评估

临床上常用照片记录患者不戴义齿（图 1-35）与戴旧义齿（图 1-36）时的面型，评估面型、垂直距离和面

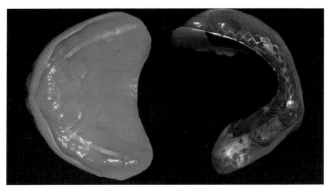

图 1-33 旧义齿形态检查

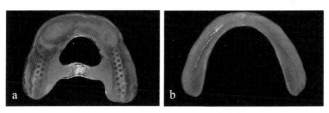

a、b. 旧义齿上、下颌组织面形态

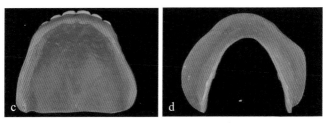

c、d. 新义齿上、下颌组织面形态

图 1-34 旧义齿形态与新义齿形态对比

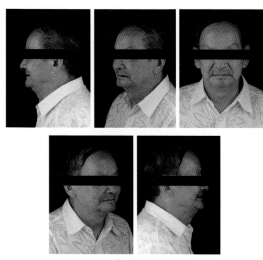

图 1-35 　不戴义齿的面型记录

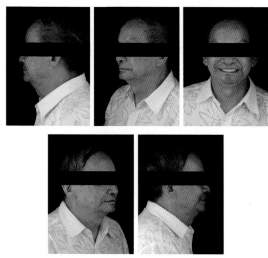

图 1-36 　戴旧义齿的面型记录

部丰满度等和美学设计相关的因素，为后续制作新义齿提供参考。

第五节 初诊检查的综合评估

初诊检查除了对口腔解剖结构、关节和旧义齿进行检查外，还需要评估患者的功能需求、美观需求、心理状况和身体情况。综合评价以上内容，有助于对患者的修复难度制定等级，从而根据难度制定修复方案，以便更好地与患者沟通。

一、功能需求

询问患者的期望、饮食喜好、咀嚼习惯和地方风俗，对患者的功能需求做出评价，并进行记录（图1-37）。若是功能与美观不能同时兼顾，咨询患者优先选择美观还是功能。

二、美观需求

了解患者主诉、日常生活习惯、年轻时是否爱美以及年老时的装扮，对患者的美观需求做出评价。

三、心理状况

了解患者的心理状况，可以通过口腔健康影响程度量表（OHIP-14）来评估（表1-2）。这可以帮助我

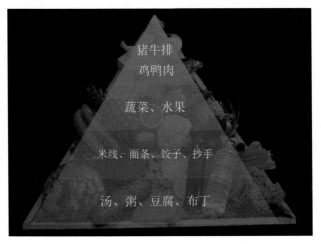

图 1-37　患者的咀嚼期望

们判断患者是否存在心理健康问题，对于有轻微心理疾病的患者，应提前做好治疗方案的沟通和知情同意书的签订。对于有严重心理疾病的患者，应建议其先进行心理健康疏导，再行口腔修复治疗，以避免不必要的医疗纠纷。

四、全身健康状况

了解患者是否有高血压、心脏病、糖尿病、舍格伦综合征、阿尔茨海默病（老年性痴呆症）、帕金森病、耳聋和听力下降等疾病。

舍格伦综合征也称干燥综合征，在口腔内的表征为唾液腺病变，唾液黏蛋白缺少而引起多数患者诉有口干，严重者因口腔黏膜、牙齿和舌发黏，以致在讲话时

表 1-2　OHIP 量表

过去 1 年间，有没有因为牙齿、口腔或义齿不协调，而出现以下情形?

	①完全没有	②几乎没有	③偶尔	④经常	⑤非常频繁
1. 有没有因为牙齿、口腔或义齿不协调，而在谈话时出现障碍?（影响发音）					
2. 有没有过味觉下降的感觉?（味觉变差）					
3. 口腔有没有出现过疼痛?（出现明显疼痛、溃疡）					
4. 有没有过因为牙齿、口腔或义齿不协调，而出现无法顺利进食的情形?（咀嚼困难）					
5. 有没有过因为牙齿、口腔或义齿不协调，而在意别人的眼光?（在他人面前不自在）					
6. 有没有过因为牙齿、口腔或义齿不协调，而感觉到压力?（紧张、不安）					
7. 有没有过因为牙齿、口腔或义齿不协调，而在用餐时出现不满意的情形?（对饮食不满意）					
8. 有没有过因为牙齿、口腔或义齿不协调，而在用餐时必须要中断饮食?（进食过程中停下来）					
9. 有没有过因为牙齿、口腔或义齿不协调，而难以放松?（影响休息）					
10. 有没有过因为牙齿、口腔或义齿不协调，而感觉别扭?（有过尴尬的时候）					
11. 有没有过因为牙齿、口腔或义齿不协调，而对他人失去耐心?（容易对他人发脾气）					
12. 有没有过因为牙齿、口腔或义齿不协调，而在日常工作中出现障碍?（难以完成日常工作）					
13. 有没有过因为牙齿、口腔或义齿不协调，而感到无法正常生活?（觉得生活不令人满意）					
14. 有没有过因为牙齿、口腔或义齿不协调，做什么都不顺利?（什么事都干不成）					

需频频饮水，进食固体食物时必须伴水或流食送下。舌部表现为舌痛，舌面干、裂，舌乳头萎缩，舌体变得光滑。口腔黏膜出现溃疡或继发感染。由于完整唾液膜的形成以及黏膜的健康对于全口义齿的吸附有重要作用，因此这类患者有义齿戴用效果不佳的可能，医生应提前告知患者并予以治疗。

有报道显示，帕金森患者对低垂直距离义齿在 3 月内适应更快，满意度更高，尤其在咀嚼、舒适和稳固指标上，其原因可能由于垂直距离降低后，下颌义齿𬌗接触面更接近下颌牙槽嵴顶，在功能运动中所受的侧向力和垂直向的力较小、稳定性较好，尤其在伴有下颌震颤的帕金森患者中该优点更为突出。按常规方法确定垂直距离的全口义齿与降低 2mm 垂直距离的全口义齿患者的使用效果有显著性差异，提示帕金森病无牙颌患者全口义齿修复时应适当降低垂直距离。

老年性痴呆症、耳聋或听力下降患者可能会增加操作的难度，尤其对于丧失自理能力的患者，义齿的戴用也成问题，需提前与其家属商量治疗方案，并增加医嘱。

类风湿关节炎是老年人的常见病，会影响颞下颌关节和口颌系统，损害咀嚼功能，降低最大咬合力，制作和戴入适合这类患者的义齿对于恢复其正常的咀嚼功能至关重要。

提前了解这些疾病能帮助我们判断患者本身治疗的难度和配合度，为制定治疗方案提供参考。

第二章

无牙颌初印模的制取及颌位关系的初步确定

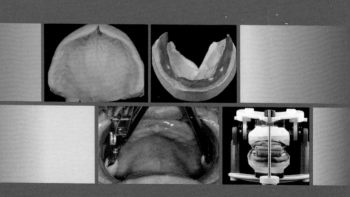

第一节 托盘的选择

一、托盘的选择

托盘的大小应与牙弓相匹配，选取大小合适的托盘。托盘大小选择的具体要求如下（图2-1）。

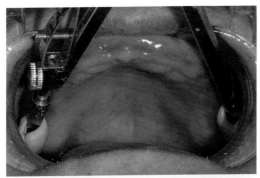

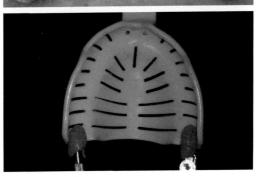

图 2-1 托盘大小的选择

（1）使用牙弓宽度测量工具来辅助托盘的选择：测量上颌结节之间的距离，托盘应盖过双侧上颌结节的最外侧并留有 2~3mm 的间隙。

（2）托盘与牙弓内外侧间留 2~3mm 间隙。

（3）托盘的边缘止于距黏膜转折处 2mm 处。

（4）唇颊舌系带处应充分避开，呈切迹。

（5）上颌托盘后缘盖过翼上颌切迹和颤动线后 3~4mm。

（6）下颌托盘后缘盖过磨牙后垫区，在两侧舌翼缘区充分伸展。

在患者口内试托盘的注意事项如下所述。

（1）试上颌托盘时，注意手柄的中线与面中线或唇系带对齐；托盘覆盖上颌结节，左右侧有空间；可以在托盘内放具有可塑性的软蜡，一般放在后缘或尖牙区（不能影响运动或造成疼痛），起到终止点的作用；托盘不能影响周围黏膜和系带；手柄不能影响唇肌的放松。

（2）试下颌托盘时，确认下颌托盘覆盖磨牙后垫，形态合适，不造成磨牙后垫的受压变形；下颌舌骨嵴处，需观察垂直向与口腔黏膜的距离；加具有可塑性的软蜡作为止点；让患者做闭口和前伸舌的动作，确认患者做动作时无疼痛，且这些动作不引起托盘的移位。

二、托盘材质选择

目前常用的无牙颌托盘有铝制、不锈钢和树脂等材质（图 2-2）。其中，一些树脂类材料的托盘具有热塑性，可以根据口内情况进行一定修改。临床上患者的口内解剖条件不同，要选择相应大小及形状的托盘。取模时配合适当的手法与流动性适当的印模材料，才能取得符合标准的初印模。

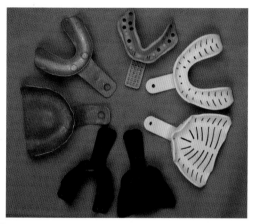

图 2-2 无牙颌托盘的常用种类（图中除了铝制托盘外，其他为树脂类材料的托盘，白色和黑色托盘有热塑性）

三、印模材料的选择

临床用来制取初印模的材料主要包括藻酸盐、红膏、硅橡胶等。不同品牌的藻酸盐材料，其流动性、亲水性、工作时间、凝固时间和粉水比均有所区别。一般印模材料的流动性越好，与托盘的贴合性越高。粉水比一定程度上影响印模材料的流动性，粉水比越大，流动性越低；临床可以根据情况调整粉水比，来改变印模材料的流动性。凝固时间请严格按照说明书执行。

第二节　上颌初印模的制取

一、上颌印模的制取要点

制取上颌印模时，医师站在患者的右后方，肘部与患者上颌平齐，患者张口时牙弓拾平面与地面平行。让患者用冰水漱口，降低黏膜温度，使材料由里至外固化。左手以口镜牵拉一侧口角，右手将托盘以旋转的方式放入口内；以缓慢的速度将托盘就位，手柄对准系带，托盘由后往前就位，稍做被动整塑后采用适当的压力将托盘固定于稳定状态；待印模材料凝固后，破坏边缘封闭后再取出托盘。

二、注意事项

1 取出印模时动作应快，快速取出可减小印模的永久形变。

2 印模破坏边缘封闭后再脱位。

3 临床取出印模，用冷水冲去唾液并消毒后，应在15分钟内立即灌注模型。

三、理想的上颌初印模

理想的上颌初印模（图 2-3）需要满足以下几个条件。

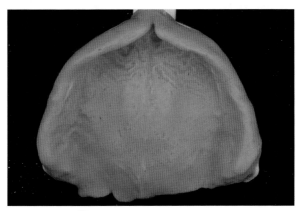

图 2-3　较为理想的上颌初印模

1 黏膜转折处：连续且厚度合适。

2 后缘：上颌取出腭小凹、翼上颌切迹。

3 系带切迹清晰。

4 托盘无暴露。

5 口腔前庭圆钝，印模边缘的圆钝要与其相似。

6 印出所有上颌无牙颌的解剖结构。

第三节　下颌初印模的制取

一、下颌印模的制取要点

取下颌印模时，医师站在患者的右前方，肘部与患者下颌平齐，患者张口时牙弓殆平面与地面平行。让患者用冰水漱口，降低黏膜温度。左手以口镜牵拉一侧口角，右手将托盘以旋转式放入口内；以缓慢的速度将托盘就位，手柄对准系带，嘱患者将舌头抬起后，再由后向前加压使托盘就位，稍做被动整塑后采用适当的压力将托盘固定于稳定状态；待印模材料凝固，破坏边缘封闭后再取出托盘。

二、注意事项

1 牵开下唇放入托盘，让舌头轻轻抬起。

2 放入托盘后，先让舌头与唇颊肌肉放松，再就位托盘。

3 压下托盘后让舌头适当前伸——舌侧功能整塑。

4 用手挤压患者两侧口角做唇颊肌被动功能整塑。

5 材料凝固后破坏边缘封闭，取出托盘，完成下颌印模的制取（图2-4）。

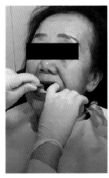 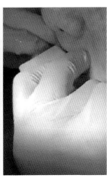 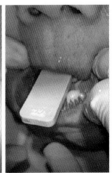

a. 牵开下唇   b. 就位托盘   c. 唇颊肌被动功能整塑

图 2-4　下颌初印模的制取

三、理想的下颌初印模

理想的下颌初印模（图 2-5）除了印模完整、边缘连续外，还需要满足以下几个条件。

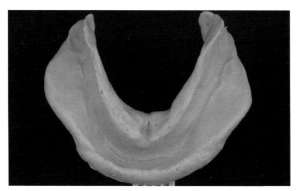

图 2-5 较为理想的下颌初印模

1 需要延伸的区域：外斜线、下颌舌骨嵴下2~3mm、舌下腺，舌下海绵样组织。

2 软组织不变形：包括磨牙后垫、松软牙槽嵴、系带等。

3 托盘无暴露，舌侧适当扩展。

4 印模完整记录磨牙后垫的形态。

四、二次初印模的制取

有些患者的下颌牙槽嵴吸收至较为低平，临床无法找到适合的托盘，这便需要在初模型上制作二次初印模的个别托盘，再次制取初印模。

具体的制作步骤如图 2-6 所示。制作二次初印模的个别托盘，先画线确定托盘的范围，在画线区域铺一层厚度为 1~2mm 的蜡片，并在蜡片的牙槽嵴顶处刻画 2~3 个凹槽，以使做出来的托盘在牙槽嵴顶处有支点，保证取模时印模材料的均匀分布。按比例称取自凝树脂材料

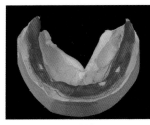

a. 铺蜡

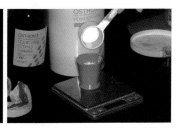

b. 按比例称取自凝树脂材料并调拌

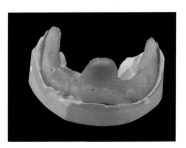

c. 打孔，制作完成

图 2-6 二次初印模个别托盘的制作

并调拌均匀，铺在画线的基托范围。光固化树脂材料也可用来制作个别托盘。再制作手柄和打孔，最后对个别托盘边缘锐利处进行打磨抛光。

比较用成品托盘和二次初印模个别托盘制取的初印模，可以看到二次初印模的边缘形态更加连续和完整（图2-7）。

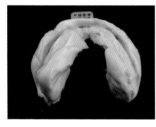

a. 初印模   b. 二次初印模

图 2-7　初印模与二次初印模比较

第四节　初步颌位关系的制取

颌位关系是患者的下颌与上颌的相对位置关系，包括垂直距离以及水平颌位关系。在取完初印模后，要初步获取患者上、下颌的关系，为蜡堤的制作提供参考。临床操作需先确定患者的垂直距离（图2-8），再用正中殆托盘进行正中关系的记录。利用正中颌托盘获得的初步颌位关系，将患者初模型的上下颌关系转移到殆架上，以进行个性化蜡堤的制作或在完成的蜡堤上安置哥特式弓，为终印模的制取和正中关系的确认奠定基础。

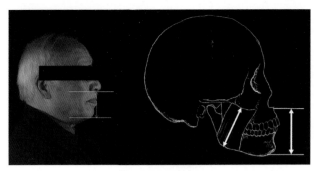

图 2-8　垂直距离

一、确定患者的垂直距离

常用下面四种方法确定患者的垂直距离，我们一般会综合这几种方法最终确定合适的垂直距离。

1. 息止颌位法　垂直距离＝息止颌位垂直距离—息止殆间隙（图 2-9）。

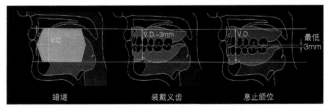

图 2-9　息止颌位法确定垂直距离（V.D. 代表垂直距离）

2. 面部比例等分法　瞳孔连线到口角连线的距离＝鼻底到颏底的距离（图 2-10）。

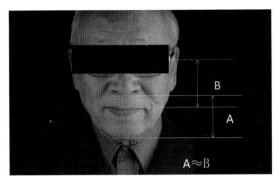

图 2-10　面部比例等分法确定垂直距离

3. 面部外形观察法　正中咬合时，观察面形：上下唇自然接触闭合，口裂约呈平直状，口角不下垂，鼻唇沟和颏唇沟深度适宜，面部比例协调。

确定好的垂直距离用垂直距离尺测量并记录具体数值（图 2-11）。

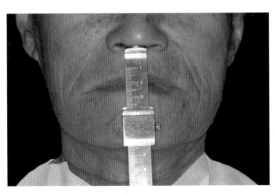

图 2-11　垂直距离尺测量面下 1/3 垂直距离

4. 手掌测量法　患者右手掌四指根部的距离减去 2mm 息止颌间隙可以作为面下 1/3 垂直距离的参考（图 2-12）。

虽然确定垂直距离的方法有很多，但没有一种方法是绝对准确的，临床通常会几种方法综合考虑，再结合患者的开口度，口内食物的空间进行验证。

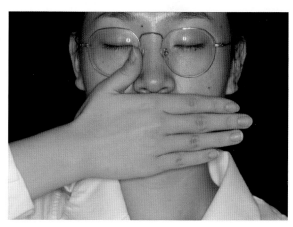

图 2-12　手掌测量法确定面下 1/3 垂直距离

二、用正中𬌗托盘进行正中关系的记录

用正中𬌗托盘进行正中关系的记录见图 2-13、图 2-14。

临床常用的重体硅橡胶混合均匀后，置于正中𬌗托盘的上、下两面，医生将垂直距离尺调至患者合适的面下 1/3 垂直距离，嘱患者慢慢咬合，咬至垂直距离与设定的一致时让患者停止继续咬合，待材料凝固后从口内取出。若组织面有托盘的暴露，应修整后打入轻体硅橡胶并重新放至患者口内，让患者咬合，以精准记录组织面形态。最后，在正中𬌗托盘的前部放置重体硅橡胶材料，刻画患者的中线、口角线等。记录了正中关系的正中𬌗托盘需要在模型上复位。

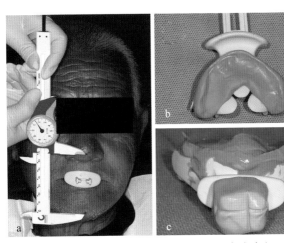

a. 垂直距离尺确定垂直距离　　b、c. 记录了正中关系的正中𬌗托盘

图 2-13　用正中𬌗托盘记录正中关系

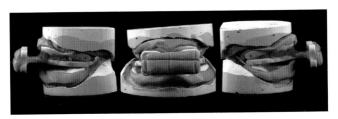

图 2-14　正中𬌗托盘在模型上复位

三、将患者初模型的上下颌关系转移到𬌗架上

利用正中𬌗托盘获得的初步颌位关系，将患者初模型的上下颌关系转移到𬌗架上（图 2-15）。

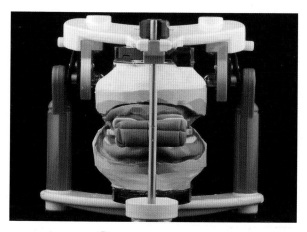

图 2-15　初模型上𬌗架

四、进行个性化蜡堤的制作或安置哥特式弓

在𬌗架上完成个性化蜡堤的制作（平分颌间距）或安置哥特式弓。具体内容见第三章。

终印模的制取及
颌位关系转移

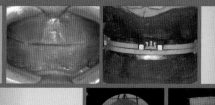
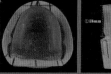
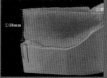

个别托盘有用于取开口式印模的个别托盘，需要制作手柄和打孔；也有暂基托式个别托盘，无手柄且无孔，在其上制作蜡堤或安放哥特式弓，用于制取闭口式印模。功能性全口义齿修复的终印模需要制取闭口式印模，让患者主动做肌功能整塑的动作，通过边缘整塑获得功能性印模。这里介绍暂基托式个别托盘的制作。

用初印模灌制初模型后，先对初模型进行修整（详见第四章第一节）。之后依照以下步骤制作暂基托式个别托盘。

1. 画线　画出黏膜转折处的线和基托边缘线，两者之间距离 1~2mm；画出牙槽嵴顶线和中线，为蜡堤的制作提供参考（图 3-1）。

2. 填倒凹　通过观察确定基托的就位方向，选取倒凹较少的方向作为就位和目视的方向，判断倒凹的位置，再将蜡烫化后填补于倒凹处。上颌倒凹区一般位于上前牙唇侧、系带远中和上颌结节附近，还需要缓冲上颌腭皱襞和腭中缝的区域。下颌倒凹区一般位于下颌牙槽嵴舌侧、磨牙后垫和下颌舌骨嵴舌侧（图 3-2）。

3. 涂布分离剂　可以用光固化树脂片（图 3-3）或自凝树脂（图 3-4）制作个别托盘，注意将树脂材料（自

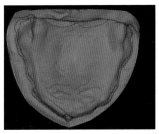

a. 上颌模型画线

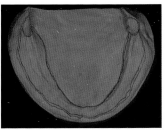

b. 下颌模型画线

图 3-1　模型画线

红线：黏膜转折处；黑线：基托边缘线

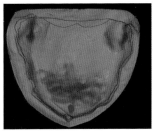

a. 上颌模型

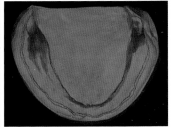

b. 下颌模型

图 3-2　用蜡对模型填倒凹和缓冲

凝树脂的厚度为 2mm）铺于模型上后，需要用手术刀修整边缘以及在后牙区牙槽嵴顶刻画切口使树脂在固化过程中释放应力，上颌还需要增加腭中缝应力释放切口，以减少树脂固化过程中的收缩变形，光固化树脂需要在光固化灯下固化。初步固化后用少量材料填补切口，再次光固化。

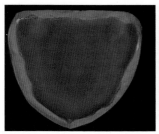
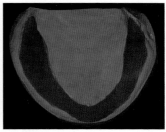

a. 上颌个别托盘　　　　　　　　b. 下颌个别托盘

图 3-3　光敏树脂制作个别托盘

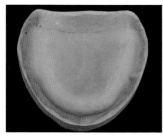
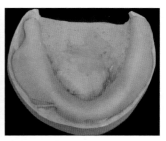

a. 上颌个别托盘　　　　　　　　b. 下颌个别托盘

图 3-4　自凝树脂制作个别托盘

4. 制作蜡堤（图 3-5）　前牙区蜡堤宽度为 3~5mm，后牙区蜡堤宽度为 6~10mm，高度的具体要求见图 3-6 和图 3-7。

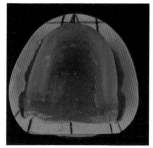

a. 上颌标准蜡堤

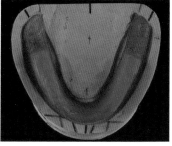

b. 下颌标准蜡堤

图 3-5　制作上、下颌蜡堤

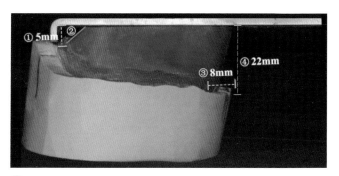

① 5mm　② ③ 8mm　④ 22mm

图 3-6　上颌蜡堤制作要求：①𬌗平面后部到翼上颌切迹 5mm；②𬌗堤后端修整成斜坡状；③𬌗堤前牙区唇侧缘距离上颌切牙乳头中心点 8~10mm；④𬌗平面前部距离前牙区前庭沟底 22mm

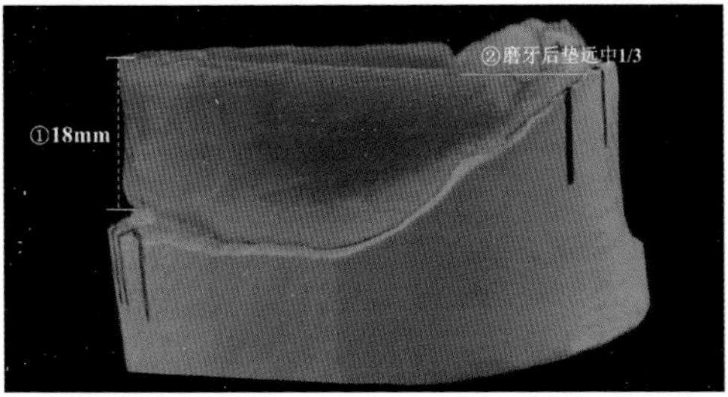

图 3-7　下颌蜡堤制作要求：①𬌗平面前部距下前牙区前庭沟底18mm，前牙唇侧与前庭沟底相对；②后部与磨牙后垫远中三分之一平齐，磨牙区位于颊舌向承托区的中心，尽量位于天然牙所在位置

第二节　边缘整塑

边缘整塑是通过患者的自主运动来成形的，首先通过边缘整塑蜡或重体硅橡胶初步记录患者口腔黏膜转折区的边缘形态；然后，用一种高流动性注射型轻体硅橡胶制取终印模。此法的特点在于通过患者的自主运动从而获得功能性印模，可最大限度保证其精准性（图 3–8，图 3–9）。

进行边缘整塑时需要嘱患者进行上下颌功能性运动。让患者反复练习边缘整塑的动作，该动作也适用于终印模的制取。

进行上颌边缘整塑通常嘱患者做以下四个功能性运动：张口，左右摆动下颌，记录下颌运动时上颌结节颊侧的空间；上下蜡堤咬住并噘嘴（发“唔”音）和咧嘴（发“咦”音），收缩口轮匝肌，记录唇颊黏膜运动状态下的边缘及系带的走行；用力吮吸操作者手指，获得颊蜗轴的形态（图 3-10）。

　　进行下颌边缘整塑通常嘱患者做以下五个功能性运动（图 3-11）：①噘嘴（发"唔"音）；②咧嘴（发"咦"音），记录唇颊黏膜运动状态下的边缘；③伸舌，左右运动舌体，记录舌运动的边界；④闭口位时用舌前推托盘舌侧，记录下颌舌骨肌收缩时口底的状态；⑤上下蜡堤咬住并吞咽，记录颏肌和咽上缩肌收缩时黏膜边界和口腔前庭的整体运动状态。

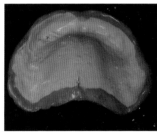 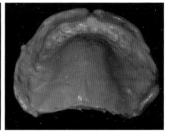

a. 用边缘整塑蜡进行边缘整塑　　　　b. 用硅橡胶轻体制取终印模

图 3-8　边缘整塑蜡进行边缘整塑并制取终印模

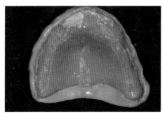 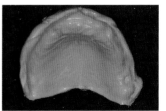

a. 用重体硅橡胶进行边缘整塑　　　　b. 用硅橡胶轻体制取终印模

图 3-9　边缘整塑硅橡胶进行边缘整塑并制取终印模

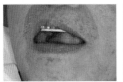 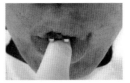

a. 左右摆动下颌　　　　b. 用力吮吸操作者手指

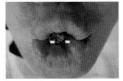 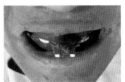

c. 撅嘴　　　　　　　　d. 咧嘴

图 3-10　上颌边缘整塑

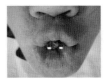 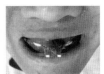

a. 噘嘴　　　　　　　　b. 咧嘴

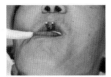 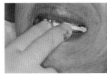 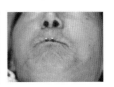

c. 左右运动舌体　　　d. 闭口位时用舌前推　　e. 吞咽
　　　　　　　　　　　托盘舌侧

图 3-11　下颌边缘整塑

一、制取功能性终印模的前提

制取终印模前要实现上下颌基托的稳定咬合，临床上可以使用蜡堤或哥特式弓的平面板获得稳定的咬合（图 3-12）。

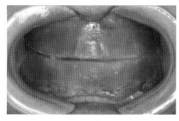

a. 蜡堤　　　　　　　b. 哥特式弓的平面板

图 3-12　用蜡堤和哥特式弓的平面板获得稳定的咬合

二、蜡堤的检查

1. 检查蜡堤咬合是否稳定　见图 3-13。

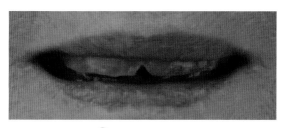

图 3-13　检查蜡堤

2.**检查𬌗平面位置** 检查前牙𬌗平面是否与双侧瞳孔连线平行,以及从侧面观察𬌗平面是否与鼻翼耳屏面平行,如果不平行,需要调整上下颌蜡堤的平面(图3-14)。

3.**检查面部丰满度是否合适** 检查蜡堤戴入后,面部丰满度是否合适,面型是否自然,患者是否满意(图3-15)。

4.**检查垂直距离是否合适** 具体步骤如第二章所述的垂直距离的确定方法,同时结合张口时牙列间食物空间是否足够来做最终的确认。

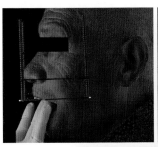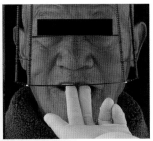
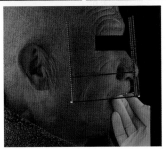

图 3-14 检查𬌗平面的位置

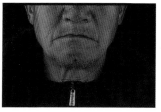
a. 未戴牙或蜡堤正面照

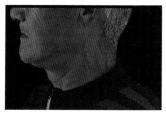
b. 未戴牙或蜡堤侧面照

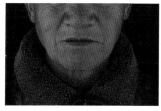
c. 佩戴蜡堤正面照

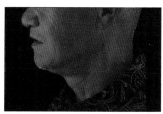
d. 佩戴蜡堤侧面照

图 3-15　检查面部丰满度

三、终印模制取

（1）确定蜡堤的咬合稳定，𬌗平面正确，面部丰满度合适，垂直距离合适的前提下才能制取终印模（图3-16）。

（2）试个别托盘，嘱患者做自主功能运动，确认边缘不影响口周软组织运动。用静态压力指示剂或其他检查组织面贴合性的材料，检查个别托盘的贴合性是否合适（图3-17）。检查的时候需要让患者上下咬合，并做边缘整塑的动作，以检查托盘是否有过压的区域，以及判断边缘长度是否合适，不合适的区域需要调改。

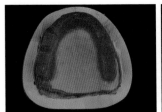

a. 上颌　　　　　　　b. 下颌

图 3-16　蜡堤

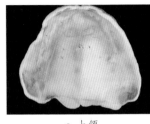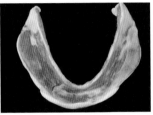

a. 上颌　　　　　　　b. 下颌

图 3-17　检查托盘贴合性

（3）在托盘边缘放上边缘整塑材料后，放入口内，嘱患者做边缘整塑的动作，待材料凝固后，确认托盘固位稳定良好再取下。

（4）修整边缘整塑的材料，去除多余的材料。

（5）托盘内涂布托盘粘接剂后放轻体硅橡胶或组织调理剂等流动性较好的材料，放入患者口内后，嘱患者做边缘整塑的动作，待材料凝固后，检查固位稳定性，完成终印模的制取（图 3-18）。

（6）确认水平位置关系，记录咬合关系，行颌位关系转移。详见第四节。

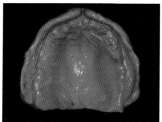
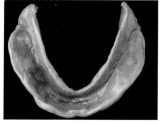

a. 上颌   b. 下颌

图 3-18   上下颌终印模

颌位关系的获取和转移

　　只有将正确的上下颌之间的位置关系转移到实体𬌗架或虚拟𬌗架上，才能进行个性化的排牙，制作出的全口义齿戴入患者口内才能获得稳定的咬合。正确地记录患者的垂直距离和水平关系，并将患者上颌相对于髁突的位置关系通过面弓转移到𬌗架上，便可以在𬌗架上模拟患者的下颌运动，调整动态咬合，以减少临床调𬌗的时间。

一、蜡堤记录颌位关系

　　通过蜡堤记录水平颌位关系（图 3-19），嘱患者小幅度张闭口运动，此时记录的颌位是患者的肌力闭合道终点位。还可以通过以下几种方法辅助患者咬合到稳定的颌位。

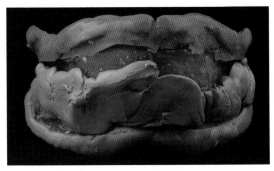

图 3-19　蜡堤直接咬合法记录咬合关系

（1）吞咽法：嘱患者吞咽口水同时上下咬合。吞口水时下颌升肌有固定下颌处于正中关系位的作用。

（2）肌肉疲劳法：通过让患者咬棉球15分钟或者使用肌松仪等方式，消除肌肉的疲劳和紧张状态，此时处于自然状态，再用直接咬合法，使下颌自然退至生理颌位。

（3）卷舌后舔法：当舌卷向后上方舔上颌𬌗托后缘中部时，舌向后上方牵拉舌骨，舌骨连带舌骨肌牵拉下颌后退，使髁突处于生理颌位。

（4）手法复位法：医生以手轻推患者颏部向后，帮助患者下颌退回生理颌位，再记录咬合关系。

二、哥特式弓记录颌位关系

哥特式弓的种类有很多，如BPS配套的哥特式弓（图3-20，图3-21），也有简易哥特式弓（图3-22）。简易哥特式弓可以固定于蜡堤上，一般在上颌固定描记板，在下颌固定与之垂直的描记针。

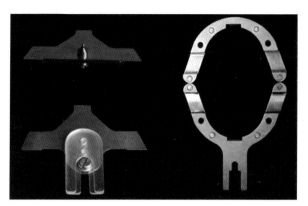

图 3-20 哥特式弓

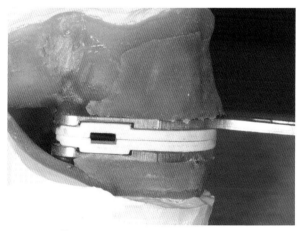

图 3-21 哥特式弓固定在上下颌基托上

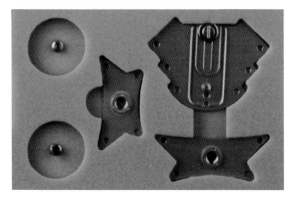

图 3-22 简易哥特式弓

利用哥特式弓记录患者的颌位关系时，患者下颌应保持放松。因为我们想获得的是患者正常运动时下颌稳定的边缘位置，这时患者应该是舒适和放松的。过分后退的位置会导致肌肉和韧带过分牵拉，此时患者是不舒适的，颌位也不稳定。

患者每次前伸或侧方运动后要尽量回到最后退位置，否则运动轨迹可能会变为圆形。哥特式弓描记出的下颌运动轨迹的意义解读如图 3-23 所示：a. 关节、神经、肌肉都比较稳定，下颌后退位的位置是唯一的，关节、神经、肌肉状态良好；b. 患者下颌后退位时位置是一个很小的范围，关节能够在这个小范围内自由运动，但可能有一个位置点是关节神经肌肉比较协调的，提示可能存在关节松弛的问题。可以确定一个患者能适应的颌位，让患者进行适应和调殆；c. 下颌主要在一侧运动，另一侧运动轨迹很少，关节的一侧运动受限，另一侧运

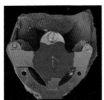
a. 神经、肌肉比
较稳定

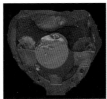
b. 提示可能存在
关节松弛

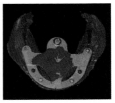
c. 关节的一侧运动受
到了一定限制，另一
侧运动较为自如，关
节状态较差

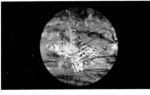
d. 提示关节、神经、肌肉间存在
的问题较大

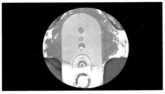
e. 双侧关节运动都受到了限制，
关节只能在原地作旋转运动，
不能进行前伸和侧方运动

图 3-23　通过哥特式弓描记出的下颌运动轨迹

动较为自如，关节状态较差；d. 提示关节、神经、肌肉
间存在的问题较大，最好先通过治疗性义齿解决患者的
关节、肌肉问题，找到稳定的下颌位置，再进行最终修
复；e. 关节只能做旋转运动，不能进行前伸和侧方运动，
这种患者一般只会进行开闭口运动，在该颌位建𬌗后效
果反而比较理想。

　　使用哥特式弓，也需要通过小幅度开闭口运动记录
其肌力闭合道终点位，将其与后退边缘位置比较，若是

相差在 2mm 内，可以通过后期调𬌗让患者适应。若是超过 2mm，需要选择自由度更大的𬌗型，如长正中𬌗或者平板𬌗等。

通过哥特式弓比较后退接触位和肌力闭合道的位置关系，可以提示患者是否存在长正中，或者是否有前伸咬合或偏侧咬合的习惯（图 3-24）。

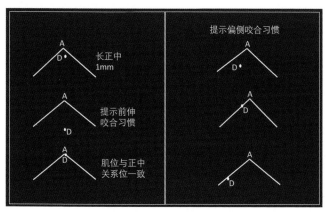

图 3-24　哥特式弓描记的临床意义
A：后退接触位；D：肌力闭合道位

蜡堤直接咬合法和哥特式弓法的比较见表 3-1。对于蜡堤直接咬合不稳定的患者，有必要安装哥特式弓进一步分析患者的咬合习惯，判断患者是否有颞下颌关节病等问题。

三、利用面弓进行颌位关系转移

面弓可以记录患者上颌对颞下颌关节的相对位置关

表 3-1　蜡堤和哥特式弓的比较

	蜡堤	哥特式弓
适用情况	患者咬合稳定，重复性好，或是患者牙槽嵴情况差	患者牙槽嵴情况尚可，可固位哥特式弓，颌间距离足够安装哥特式弓（牙槽嵴顶间 ≥ 12mm）
特点	重复性不好 患者神经肌肉状况影响大	重复性好 可反映患者的神经肌肉关节情况
记录方式	患者直接咬合 （1）吞咽法 （2）肌肉疲劳法 （3）卷舌后舔法 （4）手法复位法	嘱患者进行前伸、左右侧方的边缘运动，记录描记轨迹顶点

系（图 3-25），再通过与𬌗架配套的转移台，将这个位置关系转移到𬌗架上。不同品牌的面弓与𬌗架的使用方法不尽相同，选取的参考平面和转移台也不同，应根据厂家的说明书按要求进行操作。

四、髁导斜度、切导斜度的获取

为了在排牙时能够根据患者的前伸、侧方运动的个性化轨迹调整咬合，需要记录患

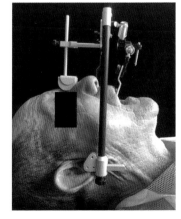

图 3-25　面弓转移

者的髁道斜度并转移至全可调𬌗架。根据克里斯坦森现象，上下颌𬌗托戴入患者口内后，嘱患者下颌向前伸约6mm，当下颌𬌗托向上颌𬌗托闭合时，𬌗托前缘接触，而后部分离，形成楔形间隙；此间隙出现于髁道斜度呈正度数时，正度数越大，楔状间隙也越大。在患者下颌处于前伸位置时打入咬合记录硅橡胶，可以记录患者的前伸髁道斜度。侧方髁道斜度也可以通过在左右侧方咬合位置打咬合记录硅橡胶的方式记录，但这个方法在𬌗架上调节的难度较大，也可能存在一定误差。侧方髁导斜度一般可以在获得前伸髁导斜度后通过 Hanau 公式获得：侧方髁导斜度 = 前伸髁导斜度 ÷ 8+12。

上全可调𬌗架后，将记录髁导斜度的咬合记录硅橡胶在蜡堤上复位，调节𬌗架控制髁导斜度的部件至对应的数值，以确定患者的前伸髁导斜度。再通过此数值计算侧方髁导斜度，调节𬌗架上控制侧方髁导斜度的部件，实现个性化颌位关系的记录与转移，这也是进行个性化咬合调整的前提。

切导斜度一般由技师根据选择的人工牙的牙尖斜度和髁导斜度共同确定，在调平衡𬌗的时候进行设置。

第四章

标准模型修整和上殆架

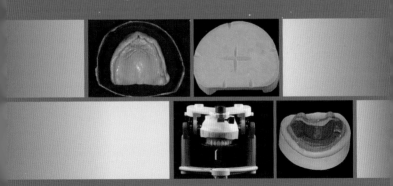

第一节　标准模型修整的要求及方法

一、围模灌注法制作标准模型

（1）将红蜡片对折后分为等宽的两部分，用蜡刀将两部分蜡片烫在一起（图4-1）。

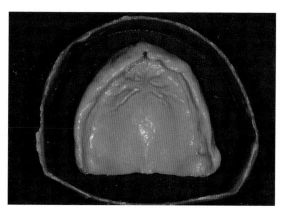

图 4-1　调整红蜡片，准备围模

（2）藻酸盐围模至印模边缘线下3mm，藻酸盐材料厚度≥3mm，手术刀修整去除多余的藻酸盐，为基托制作提供准确的边缘空间（图4-2）。

（3）按标准比例调拌超硬石膏，振荡器上灌模，静置至石膏凝固（图4-3）。

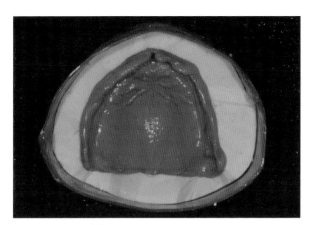

图 4-2　藻酸盐围模和修整

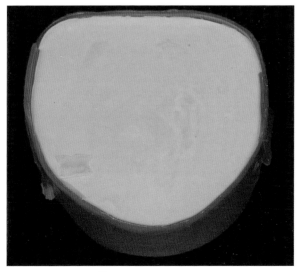

图 4-3　超硬石膏灌模

（4）按照标准模型的数据在模型上画标记线，用打磨机打磨。上𬌗架之前请勿从模型上取下硅橡胶印模以免印模复位不准确增加误差（图4-4）。

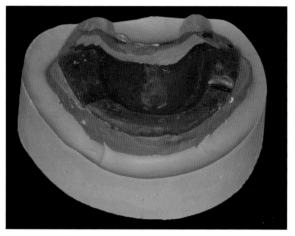

图4-4　标准模型修整，不取终印模

（5）模型底部打磨出十字固位沟，上𬌗架时在沟内涂布凡士林，增加固位的同时方便充胶时取下及充胶后复位（图4-5）。

二、标准模型的修整要求

标准模型的修整要求如图4-6所示，具体要求如下所述。

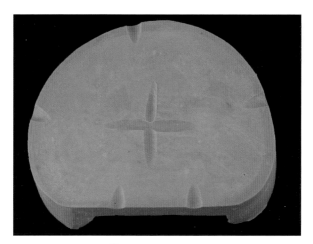

图 4-5　十字固位沟

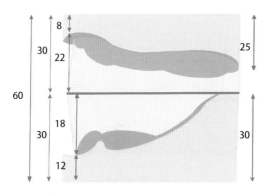

图 4-6　标准模型修整要求（mm）

（1）上颌：模型底面至𬌗平面的距离为 30mm；翼上颌切迹起始部至模型底面 25mm；从上唇系带偏远中 4~5mm 的前庭沟最深处至𬌗平面 22mm，至模型底面 8mm。

（2）下颌：模型底面至𬌗平面的距离为 30mm；从磨牙后垫上缘至模型底面 30mm；从下唇系带偏远中 4~5mm 的前庭沟最深处至𬌗平面 18mm，至模型底面 12mm。

第二节　上𬌗架

一、面弓转移颌位关系上𬌗架

通过与面弓对接的转移台将上颌模型固定到𬌗架上（图 4-7），下颌则通过哥特式弓记录的水平颌位关系，或咬合记录硅橡胶直接记录的上、下颌关系上𬌗架（图 4-8）。

二、平均值法上𬌗架

平均值法上𬌗架的基准是 Bonwill 三角理论，准确找到模型𬌗平面和合适的颌位关系是非常关键的一步。首先需要将模型𬌗平面与𬌗架的虚拟平面重合，对于无牙颌模型，为操作更加简便，可以使用𬌗架标准套装来辅助上𬌗架，通过其中𬌗平面板确定上颌模型的位置，再通过上下颌咬合记录确定下颌模型的位置。

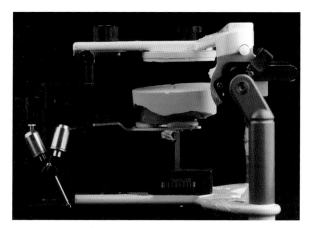

图 4-7 转移台转移颌位关系

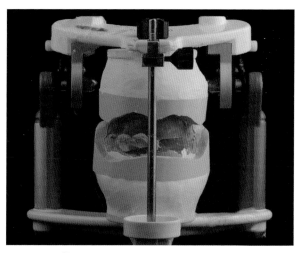

图 4-8 蜡堤记录的上下颌关系上𬌗架

1. 上颌法 以上颌的蜡堤平面为𬌗平面，置于平均值𬌗架的𬌗平面导板上，𬌗平面导板上有参考线，需要将牙列中线及唇侧突度线与参考线对齐后，将模型固定在𬌗架上（图 4-9）。

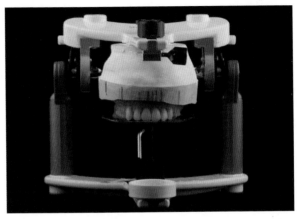

图 4-9　上颌法上𬌗架

2. 下颌法 将双侧下颌磨牙后垫的 1/2 及前牙区前庭沟底以上 18mm 构成的平面，置于𬌗架的𬌗平面（图 4-10）。

三、模型分析画线

1. 上颌

（1）中线：切牙乳突—腭小凹中点。若腭小凹不明显，用两侧翼上颌切迹中点替代（图 4-11a）。

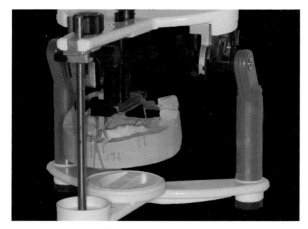

图 4-10　下颌法上殆架

（2）后牙牙槽嵴顶线：第一前磨牙（第一对腭皱襞后靠近第二对腭皱襞处）—第一磨牙（上颌结节前缘）（图 4-11b）。

（3）前牙牙槽嵴顶线：牙槽嵴前段较平直的部分（图 4-11c）。

（4）基托后缘参考线：参考腭小凹，口内前后颤动线之间（图 4-11d）。

（5）排牙边界线：尖牙远中—上颌结节颊侧边缘。后牙颊尖不能超出此线（图 4-11e）。

（6）前牙唇侧参考线：参考蜡堤的丰满度，一般位于切牙乳突中点前方 7~9mm（图 4-11f）。

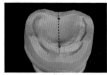

a. 中线

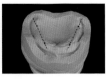

b. 后牙牙槽嵴顶线

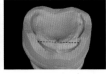

c. 前牙牙槽嵴顶线

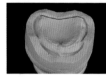

d. 基托后缘参考线

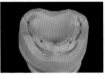

e. 排牙边界线

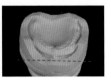

f. 前牙唇侧参考线

图 4-11　上颌模型分析画线

2. 下颌

（1）殆平面参考线：磨牙后垫 1/2~磨牙后垫远中 1/3，根据患者面型有所不同（图 4-12a）。Class Ⅰ型患者的殆平面与鼻翼耳屏线基本平行，位于磨牙后垫上 1/3，Class Ⅱ型患者的殆平面位于磨牙后垫上缘，Class Ⅲ型患者的殆平面位于磨牙后垫 1/2。

（2）中线：两侧磨牙后垫前缘连线中点—舌系带的连线（图 4-12b）。

（3）后牙牙槽嵴顶线：后牙区牙槽嵴顶的连线，后侧参考点在磨牙后垫前缘，前侧参考点在前后牙弓转折处（图 4-12c）。

（4）前牙牙槽嵴顶线：牙槽嵴前段较平直的部分（图 4-12d）。

（5）庞氏线：尖牙远中到磨牙后垫舌侧边缘连线，下颌舌尖不可超出该线（图4-12e）。

（6）前牙唇侧参考线：一般位于前牙区前庭沟底（图4-12f）。

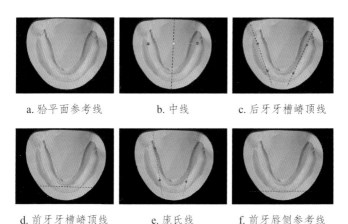

a. 𬌗平面参考线　　　　b. 中线　　　　c. 后牙牙槽嵴顶线

d. 前牙牙槽嵴顶线　　　e. 庞氏线　　　f. 前牙唇侧参考线

图 4-12　下颌模型分析画线

第五章

排牙及试戴

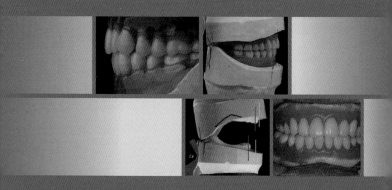

一、前牙咬合设计原则

观察𬱖架上的上、下颌前牙唇侧参考线及牙槽嵴顶的位置关系（图 5-1），可以分为 Class Ⅰ 型、Class Ⅱ 型和 Class Ⅲ 型三种咬合类型，并根据此位置关系进行前牙咬合设计。Class Ⅱ 型又细分为 1 分类和 2 分类。

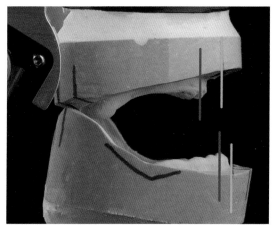

图 5-1　观察前牙参考线

（红线：前牙区牙槽嵴顶线；绿线：丰满度线）

根据咬合类型的前牙咬合设计，如下所述。

1. Class Ⅰ型前牙区间隙　在𬌗架上，要将覆盖间隙控制在 1.0mm 以内，无需设计太大的覆盖（图 5-2）。

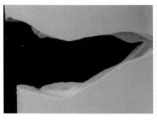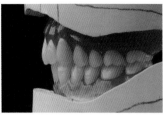

a. 上下颌模型前牙区间隙　　b. 排牙后上下颌模型前牙区间隙

图 5-2　Class Ⅰ型前牙区间隙

2. Class Ⅱ型 1 分类前牙区间隙　在保持浅覆𬌗不变的情况下，增加覆盖，使前牙无咬合接触，或在前牙区制作平面导板（图 5-3）。

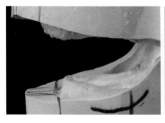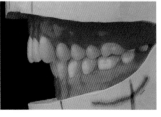

a. 上下颌模型前牙区间隙　　b. 排牙后上下颌模型前牙区间隙

图 5-3　Class Ⅱ型 1 分类前牙区间隙

3. Class Ⅱ型 2 分类前牙区间隙　Class Ⅱ型 2 分类及 Class Ⅱ型 2 分类伴上颌松软牙槽嵴病例，为了防止义齿的脱落，应设计较大的覆盖（图 5-4）。

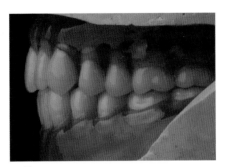

图 5-4　Class Ⅱ型 2 分类前牙区间隙
（覆𬌗 1.5~2.0mm；覆盖 1.5~2.0mm）

4. Class Ⅲ型前牙区间隙　设计 0.5mm 的浅覆𬌗的同时，设计小的覆盖，让上下颌前牙轻接触（图 5-5）。

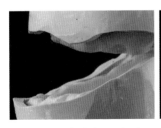
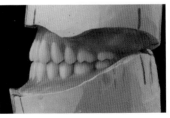

a. 上下颌模型前牙区间隙　　b. 排牙后上下颌模型前牙区间隙

图 5-5　Class Ⅲ型前牙区间隙

二、后牙咬合设计原则

1. 三种常见的后牙咬合类型

（1）解剖𬌗型：见图 5-6。

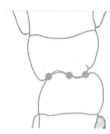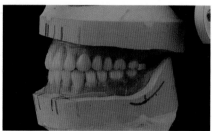

图 5-6　解剖𬌗型

（2）舌侧集中𬌗型：见图 5-7。

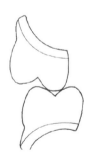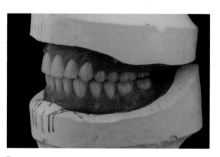

图 5-7　舌侧集中𬌗型

（3）平板式𬌗型：见图 5-8。

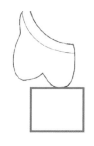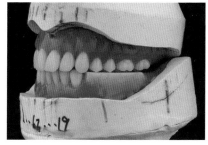

图 5-8　平板式𬌗型

2. 特殊𬌗型

对于颌位不稳定或有不良口腔习惯的患者，可以设计特殊𬌗型，如平板𬌗、刃状𬌗、线性𬌗等。通过特殊𬌗型设计以达到减少正中咬合接触点，增加运动宽容度，减少功能运动中的侧向力等目的。

三、前伸髁导斜度的调整

克里斯坦森现象揭示了下颌前伸的𬌗堤规律，即下颌前伸约 6mm，当下颌托向上颌托闭合时，只在前牙区有接触，后牙区不接触，形成前小后大的楔状间隙。通过前伸位置的咬合记录，即可在全可调𬌗架或半可调𬌗架上调出前伸髁导斜度。但这个现象仅仅出现于蜡堤𬌗平面斜度小于髁导斜度的情况；若蜡堤𬌗平面斜度等于髁导斜度，则前伸时蜡堤沿𬌗平面平动，后牙区不出现间隙；若蜡堤𬌗平面斜度大于髁导斜度，则前伸时蜡堤以后牙区的接触为支点，下颌顺时针转动，出现前大后小的间隙（图 5-9）。调查表明，人群平均前伸髁导斜度为 30 度，

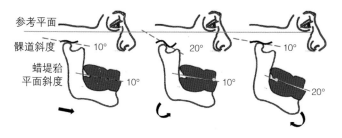

图 5-9 克里斯坦森现象

平均值𬌗架的前伸髁导斜度一般为 30 度，侧方髁导斜度为 15 度，该数值也可以用于无牙颌患者的平衡𬌗调整。

在𬌗架上进行排牙后平衡𬌗的调整。根据前伸咬合记录在全可调𬌗架上调节前伸髁导斜度，如图 5-10 所示。图中患者的右侧前伸髁导斜度为 15°，根据公式计算的右侧侧方髁导斜度为 14°，左侧前伸髁导斜度为 10°，公式计算得到的左侧侧方髁导斜度为 13°。

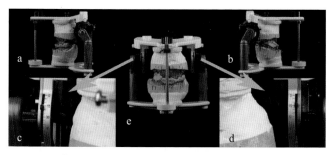

图 5-10 前伸髁导斜度和侧方髁导斜度的调节

a. 右侧；b. 左侧；c. 右侧髁导斜度特写；
d. 左侧髁导斜度特写；e. 𬌗架正面

1. 五因素

1908 年 Gysi 提出了同心圆学说来解释全口义齿的前伸𬌗平衡，其内容就是五因素，这也是临床上调整平衡𬌗的理论基础。

（1）第一因素：前伸髁导（髁道）斜度。髁槽与水平面在矢状方向的交角称前伸髁导斜度。前伸髁道与眶耳平面之间的交角称为前伸髁道斜度。前伸髁道斜度为患者自身的生理量值，可以认为是控制前伸平衡𬌗三因素中的主导因素，不宜随意变动。

（2）第二因素：切导（切道）斜度。切导盘与水平面的交角称为切导斜度。切道斜度是指在前伸咬合运动过程中，下颌切牙运动的轨迹与眶耳平面所呈的角度。在控制前伸平衡𬌗的三因素中属可变因素，临床医师可根据平衡𬌗具体需要对其进行调整。

（3）第三因素：补偿曲线曲度。全口义齿修复中所指的补偿曲线曲度多限于上颌第二磨牙到尖牙的颊尖顶相连，形成的凸向下的曲线。补偿曲线与眶耳平面所相交的角度称为补偿曲线曲度。

（4）第四因素：牙尖斜度。当下颌作前伸运动时，下颌颊尖的近中斜面和上颌后牙颊尖的远中斜面相互接触，此牙尖斜面与各自牙尖底的交角称为牙尖斜度。从牙尖顶向牙尖底所作的垂线为该牙尖的高度。对于同一颗牙来说，牙尖斜度越大，牙尖高度越大。

（5）第五因素：定位平面斜度。从上中切牙近中切角至双侧上颌第二磨牙的颊尖顶相连而成的三角平面称为定位平面。定位平面与眶耳平面所相交的角度称为定位平面斜度。

这些因素和定律之间有着十分复杂的逻辑关系。髁导斜度和切导斜度间为反变关系，补偿曲线曲度、牙尖斜度和定位平面斜度间互为反变关系，而髁导斜度或切导斜度与其余任何因素都是正变关系。相比而言，三因素、四定律简化了五因素、十定律，便于更好理解和应用。三因素为髁道斜度、切道斜度和牙尖平衡斜面斜度。牙尖平衡斜面斜度是对补偿曲线曲度、牙尖斜度和定位平面斜度的统一简化，定义为上颌 7|7 近中颊尖的远中斜面和下颌 7|7 远中颊尖的近中斜面称牙尖平衡斜面。在矢状方向，此斜面与眶耳平面间的交角或与𬌗架水平面间的交角，称为矢状方向的牙尖平衡斜面斜度。该斜度是由三个要素即固有牙尖斜度、定位平面斜度和补偿曲线曲度所决定的，增减上述三个要素中任一个或多个要素的度数，都能使矢状方向的牙尖平衡斜面斜度相应地增减。

侧方平衡𬌗与前伸平衡𬌗类似，相关因素有平衡侧髁导斜度、工作侧和平衡侧牙尖斜度、侧方切导斜度及横𬌗曲线曲度。

2. 排牙技巧及排牙工具的使用

（1）排牙过程中控制横𬌗曲线曲度和补偿曲线曲度的方式：上颌排牙法可以根据每个牙尖离𬌗平面的距离来排牙，也可以借助一些排牙工具来排牙。下颌排牙法参照磨牙后垫确定的𬌗平面排牙，也可使用下颌排牙导板帮助排牙时曲度的控制。有研究表明下颌排牙法有利于无牙𬌗下颌的组织保健。

（2）通过倾斜后牙的牙长轴可以在一定范围内改变牙尖平衡斜面斜度；改变前牙的倾斜度，可以在一定范围内改变切导斜度。因此，为实现平衡𬌗，在排牙过程中可以利用髁导斜度与切导斜度之间的反变关系，补偿曲线曲度、牙尖斜度和定位平面斜度之间的反变关系，髁导斜度或切导斜度与其余任何关系的正变关系，调整牙尖平衡斜面斜度和切导斜度。

3. **排牙检查**　在戴入口内前，需要检查排牙是否按照模型画线的标准排列，在𬌗架上检查咬合点是否均匀，前伸、侧方咬合是否有平衡𬌗，运动是否顺滑无卡顿。

传统全口义齿的制作在排牙完成后要进行口内试戴。口内试戴需要进行以下检查。

（1）检查边缘是否有压痛、义齿是否稳定。

（2）去除过厚的基托蜡型，补充不足的基托边缘。

（3）检查患者的丰满度，前牙的微笑暴露量等是否满足患者的需求——面型和美观的考量与确认（图5-11）。

（4）检查咬合关系是否正确，口内的正中咬合点是否与𬌗架上的咬合点一致，咬合点是否在理想的咬合接触区（图5-12、图5-13）。

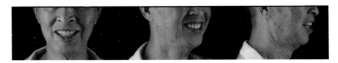

图 5-11　戴入蜡牙后微笑照

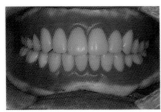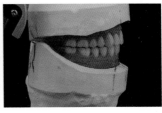

图 5-12　口内咬合检查与𬌗架上咬合检查

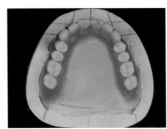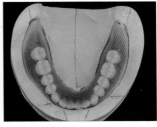

图 5-13　口内与𬌗架上咬合点对比
（红色咬合点：口内；蓝色咬合点：𬌗架）

（5）若口内咬合点与𬌗架上的一致但咬合点不均匀，在𬌗架上调整咬合至均匀（图5-14）；若咬合不一致，去掉下颌后牙区人工牙并更换成蜡堤后，再次记录咬合关系并将下颌模型重新上至𬌗架上。

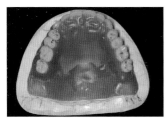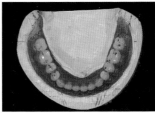

图 5-14　𬌗架上调整咬合至均匀

第六章

戴牙及临床修复
效果评估

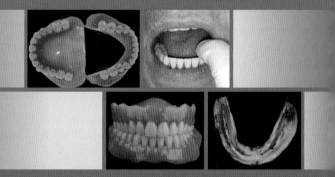

第一节　戴牙时的检查和处理

一、戴牙前的检查

（1）组织面有无小瘤子。

（2）基托有无变形。

（3）边缘有无锐边锐角。

（4）𬌗架上的咬合检查及调整。

二、戴牙操作流程

（1）义齿完全就位后，用手指按压，检查组织面有无压痛和翘动（图6-1）。若义齿不能完全就位，应磨除影响义齿就位的基托倒凹。若义齿出现翘动，应找到支点区域并进行相应的缓冲。组织面出现压痛可能是基托相应区域没有缓冲。

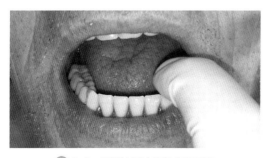

图 6-1　手指按压检查组织面压痛

（2）检查正中咬合是否均匀稳定，功能运动是否达到平衡𬌗（图6-2）。若存在早接触和𬌗干扰则进行调𬌗，调𬌗时尽量避免调磨支持尖而降低垂直距离。

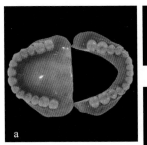
a. 正中咬合检查

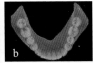
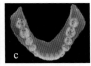
b、c：左右侧方运动检查

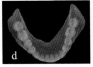
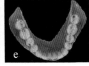
d、e：前伸运动检查

图 6-2　义齿咬合检查

注意模型分析时下颌牙槽嵴顶倾斜角度大于22.5°的不稳定区域内不可有咬合接触（图6-3）。

（3）调改后再次检查组织面是否有压力集中点（静态和动态）。

临床上检查组织面的贴合程度可用压力指示剂。压力指示剂分为静态和动态。

手指按压义齿，使之就位，嘱患者做边缘整塑时的动作，检查组织面的贴合点指示剂是否均匀，过薄的指示剂提示局部压力较大，应进行缓冲（图6-4）。

动态压力指示剂有市售的和自制的，自制动态压力指示剂制作方法如下所述。

①按氧化锌粉、凡士林、牙膏体积比2∶1∶1的比例混合均匀（图6-5）。

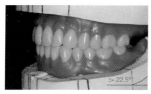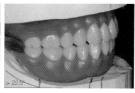

a、b：模型分析时 22.5° 区域

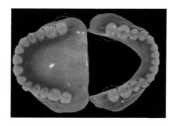

c.义齿上不稳定区域（红圈范围）

图 6-3　不稳定区域

②将制作完成的材料放至冰箱冷藏保存。

动态压力指示剂为糊剂，其流动性不如静态压力指示剂，不会凝固，受压流动，易于检查出功能运动的压力集中点。嘱患者进行正中、前伸、侧方

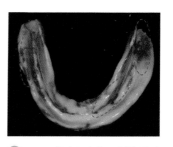

图 6-4　静态压力指示剂使用后（红圈里为压力过大处，需调改）

咬合运动后，对组织面压力过大处进行调改（图 6-6）。

（4）基托长度和光滑面形态的检查和调整。

（5）抛光调改过的位置：使用毛轮（图 6-7）、抛光膏等对义齿进行抛光（图 6-8）。

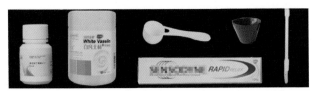

图 6-5 自制动态压力指示剂

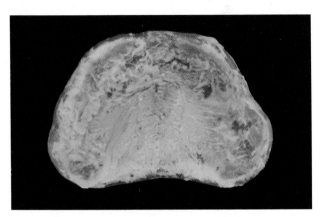

图 6-6 动态压力指示剂使用后，没有指示剂的
部位为压力过大部位

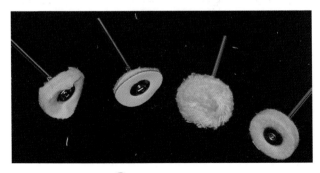

图 6-7 抛光用毛轮

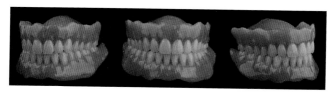

图 6-8　义齿抛光后

（1）检查静止状态时上下颌义齿的固位，拇指及示指轻轻提拉上下颌义齿前牙区，义齿应具有一定的吸附力且不脱落（图6-9）。

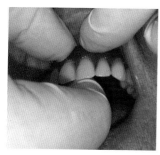

a. 上颌义齿固位力检查

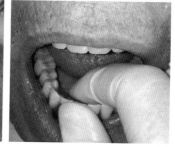

b. 下颌义齿固位力检查

图 6-9　义齿固位力检查

（2）嘱患者做张闭口运动及小范围咬合运动，检查上下颌义齿的稳定性，理想的状况为义齿在功能状态下，在唇颊舌肌的挤压及上下颌义齿碰撞的作用下仍能保持稳定不松脱（图6-10）。

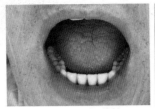
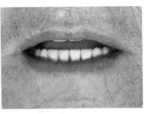

a. 张口运动时稳定性检查　　b. 闭口运动时稳定性检查

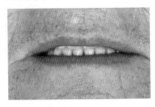

c. 空咬时稳定性检查

图 6-10　义齿稳定性检查

（3）将棉签置于患者后牙区，嘱患者咬合，分别检查左右单侧咬合时上下颌义齿的稳定性，稳定且无翘动、松脱等情况出现即为合适（图 6-11）。

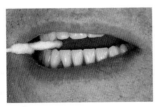
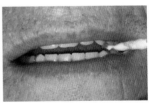

a. 右侧咬合稳定度检查　　b. 左侧咬合稳定度检查

图 6-11　咬合稳定性检查

第七章

戴牙后容易出现的问题及处理

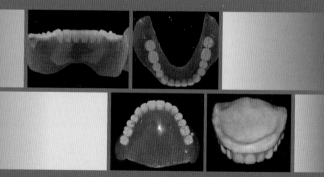

很多无牙颌患者戴牙后会出现一些问题，这可能是由于医生和技师在制作全口义齿的过程中忽略了一些细节，也可能由于患者本身的一些问题导致按标准流程制作的全口义齿无法满足患者的使用需求。针对临床上戴牙后短期内经常出现的问题，以下列出了可能的原因和处理方法。

一、固位问题

下颌全口义齿基托承载面积小，周围软组织附着较多，活动度大，导致其边缘封闭效果和稳定性均不如上颌义齿。因此固位不良常见于下颌义齿，尤其是牙槽嵴低平或伴有口周肌功能异常的患者。但临床上也会见到少数患者上颌骨较小，牙槽嵴吸收严重，腭穹窿非常平坦，还有些伴有口周肌群的肌张力比较大，这类患者的上颌全口义齿想获得良好的固位也比较困难。

（一）初戴义齿固位性差

全口义齿初戴时，患者常有明显的异物感，舌体运动空间减小，唾液增多，功能运动时神经肌肉协调性改变等，不太适应新义齿而导致全口义齿的固位和稳定性较差。

处理方式：让患者理解新义齿的适应过程，通常可以通过坚持戴用来适应义齿，调整咀嚼运动习惯和神经肌肉的协调性，让义齿周围肌肉组织逐渐学会控制以保持其稳定，义齿的固位程度会逐渐改善。

（二）义齿就位后无明显吸附力，在周围组织处于静止状态下义齿容易松动、脱落

基托与承托区黏膜组织不密合，基托边缘伸展不足，边缘封闭差，没有足够的吸附力和大气压力使义齿保持固位是导致这种情况出现的主要原因。

处理方式：对义齿基托的组织面进行重衬，加长基托边缘，使义齿重新获得吸附力和边缘封闭，或重新制作义齿。

（三）当口腔处于休息状态时，义齿固位良好，但张口、说话、打呵欠时义齿易脱位

人工牙排列位置过于偏牙槽嵴的唇颊侧或舌侧（图7-1a），义齿基托形态不良，边缘过厚（图7-2a，图7-2b）或过长（图7-2c），唇、颊、舌系带区基托边缘缓冲不够（图7-2d），义齿磨光面外形不好等原因，都会影响周围系带和肌肉的功能活动从而导致在下颌功能运动过程中义齿固位不良。

处理方式：处理前要分析具体是基托的问题还是人工牙排列的问题。对于基托边缘过长或磨光面形态不合适造成的固位不良，可通过调改基托来解决。人工牙排列位置异常造成的固位不良，应重新排牙或重新制作全口义齿（图7-1b）。

（四）全口义齿本身固位良好，但咀嚼食物时义齿容易脱位

这种情况可能是由于人工牙咬合不平衡，咀嚼时有

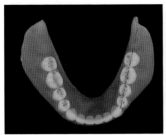

a. 排牙偏舌侧

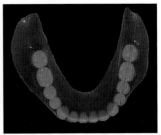

b. 正确的排牙位置

图 7-1 人工牙排列位置不当并调整

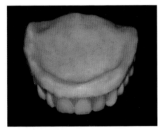

a. 上颌唇侧基托过厚

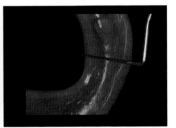

b. 下颌唇侧基托过厚

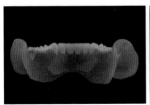

c. 义齿基托边缘延伸不当

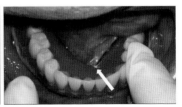

d. 箭头示下颌舌系带避让不足

图 7-2 基托形态不良

早接触或咬合干扰，使义齿不稳定，破坏了边缘封闭所导致；也可能是上下颌义齿后部基托之间出现了早接触或咬合干扰；如果正中关系错误，咬合不良也会导致义齿容易脱位。

处理方式：如果患者的正中关系正确，仅仅存在早接触和咬合干扰，可以进行选磨调𬌕，消除人工牙及基托间的早接触和𬌕干扰，达到平衡𬌕。如果正中关系不正确，就需要重新制作新的义齿来获得正确的颌位关系。

二、疼痛

患者初戴全口义齿后容易出现黏膜等软组织疼痛。疼痛可分为两种类型，一种是非咀嚼痛，另一种是咀嚼痛。非咀嚼痛一般定位明确、疼痛局限，多数情况局部黏膜红肿、溃疡，或黏膜灰白。咀嚼痛有些可以定位，有些定位不明确或出现弥散性疼痛，黏膜表现不明显或为弥散的黏膜红肿。

（1）非咀嚼痛的原因

①义齿基托组织面与黏膜贴合不均匀导致受力不均，部分区域与黏膜接触过紧，压力过大。通常义齿就位后，用手指按压人工牙的咬合面患者即可表现出疼痛。也可以通过压力指示剂检查，看指示剂在部分区域是否被挤走或变薄。

②义齿基托边缘过度伸展妨碍了周围组织和系带的功能活动，会导致前庭沟、口底、系带根部或软腭处局部黏膜红肿、溃疡和疼痛。黏膜局部表现与过度伸展的

基托边缘位置一致。边缘过度伸展也会影响义齿的固位，嘱患者做功能运动通常能发现义齿固位不良，容易脱位。上颌义齿后缘过长，或下颌义齿舌侧远中边缘过长（图7-3）时，患

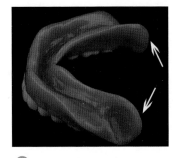

图7-3　下颌义齿舌侧后缘过长

者还会有咽喉痛或吞咽困难、吞咽痛等症状。

③义齿摘戴时出现疼痛通常是义齿基托进入倒凹区，擦伤倒凹区上方最突处的黏膜而引起。

（2）咀嚼痛的原因

①能定位的咀嚼痛通常是人工牙存在咬合高点导致正中咬合或侧方咬合时该部位基托下方组织压力过大。

②定位不明确或弥散的疼痛常因人工牙咬合关系不稳定或正中关系错误，导致咬合时义齿不稳定，发生滑动、翘动等造成支持组织受力不均匀；如患者是刃状或过度低平的牙槽嵴，其主承托区范围过小，不能承受较大的咀嚼压力，抵抗侧向力的能力更差（图7-4）。这类患者在前期口腔检查时可以通过用手指按压牙槽嵴顶区，看是否能够承担一定的压力来发现；制作义齿时若垂直距离恢复过高（图7-5），则肌张力大，戴义齿时间较长后，容易发生义齿承托区黏膜广泛的、弥散性压痛。同时这类患者还会伴随有口内食物空间不足，说话上、下颌义齿的人工牙出现碰撞，咀嚼时义齿发出比较

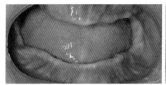
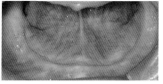

| a. 牙槽嵴有过锐骨突 | b. 牙槽嵴吸收导致神经管暴露 |

图 7-4　牙槽嵴吸收严重

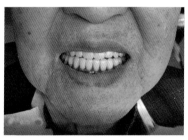

图 7-5　全口义齿恢复垂直距离过高

明显的响声等问题。

2. 处理

（1）定位明确的黏膜压痛，可以通过基托组织面局部缓冲来解决。

①黏膜局部有红肿或溃疡者，可使用甲紫定位，调磨义齿对应的区域。调磨后将义齿重新戴入，并施加一定的压力，以检查缓冲是否适当。可重复进行，直至疼痛消失或明显减轻；黏膜肿胀明显者，要避免过度缓冲，以免肿胀消退后基托与黏膜不密合，或边缘过短而破坏边缘封闭；也可以先暂缓戴义齿，待黏膜肿胀消退后用压力指示剂检查后调改。

②对于黏膜局部红肿不明显者，可以用压力指示剂确定局部压力过大的部位。压力指示剂被挤压变薄或消失的区域就是需要缓冲的部位。对于基托过度延伸也可使用该方法，嘱患者做边缘整塑的动作，以确定边缘过度伸展的部位，并进行调改（图7-6）。

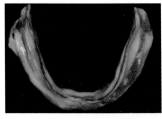
a.静态压力指示剂检查基托

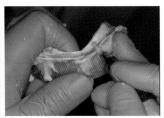
b.修整过长、过厚的基托边缘

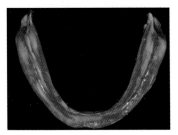
c.静态压力指示剂再次检查修整后的基托

图 7-6　压力指示剂检查基托贴合情况

（2）咀嚼痛需要检查颌位关系是否稳定，是否达到了平衡𬌗，垂直距离是否过高，牙槽嵴支持能力是否太差。

①局限的能定位的咬合痛应进行调𬌗，使其达到多点接触的平衡𬌗。有些患者下颌牙槽嵴吸收严重，甚至

有下颌神经管开口在牙槽嵴上暴露的情况，在神经管暴露区域用手指按压会出现疼痛或麻木的感觉，此时应做相应的缓冲。

②正中关系错误、垂直距离过高导致的定位不明确或弥散性黏膜压痛，需要重新制作新义齿来纠正原义齿存在的问题。

③对于牙槽嵴刀状和过度低平，支持能力差者，可采取后牙减数排牙、减小侧向力、基托组织面加软衬、扩大基托伸展范围等方法减小咀嚼压力，以避免出现压痛。

当疼痛原因不易确定时，首先应检查排除是否存在颌位关系错误、基托边缘过短和基托明显变形等问题。然后，用压力指示剂检查基托组织面是否有接触过紧的部位，边缘是否有过度伸展，并进行相应的调改。最后进行咬合关系的检查和调𬌗。

三、恶心

通常患者出现恶心的症状是由于上颌义齿后缘过长刺激软腭（图 7-7a），或义齿基托后缘与黏膜不密合，或咬合时该区域翘动而刺激黏膜。

处理办法：根据具体情况，调磨过长或过厚的基托后缘（图 7-7b）；重衬以恢复基托后缘与黏膜的密合性，加强上颌义齿后缘的封闭；调𬌗消除前伸𬌗干扰。

四、咬颊、咬舌

后牙覆盖过小是咬颊或咬舌的主要原因，上、下颌

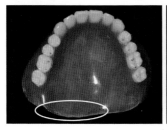
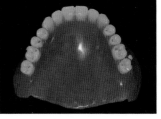

a. 调磨前白圈显示后缘过长部位　　　　　b. 调磨后

图 7-7　上颌义齿后缘过长及调改

义齿后牙远中基托间距离过小易夹伤颊脂垫处黏膜。如果后牙𬌗平面低于舌侧缘时，容易咬舌。

处理办法：可磨改上颌后牙颊尖舌侧斜面和下颌后牙的颊面，加大覆盖，解决咬颊问题；或磨改上颌后牙舌面和下颌后牙舌尖颊斜面，解决咬舌问题；如果因上下颌义齿后牙远中基托间距离过小而夹伤颊脂垫处黏膜，此时需磨薄基托，增加上下颌基托之间间隙；后牙𬌗平面低于舌侧缘时应重排人工后牙，抬高𬌗平面。

五、咀嚼功能不好

咀嚼功能不好的主要原因包括：①咬合关系不良，导致上下颌人工牙咬合接触面积小；②调𬌗时使人工后牙失去应有的尖窝解剖形态；③义齿的垂直距离过低导致咀嚼无力，或垂直距离过高导致咀嚼费力，咀嚼肌易疲劳；④人工后牙𬌗平面过高，咀嚼时舌肌易疲劳。

咬合接触差者，可通过调𬌗来增加𬌗面咬合接触点。人工牙𬌗面形态差者，可修改𬌗面形态，恢复尖凹解剖外形和食物排出道，或重新排牙。垂直距离异常者，应重新制作义齿，恢复正确的垂直距离。后牙𬌗平面过高者应重新排牙，调整𬌗平面位置。

六、发音障碍

大多数发音不清的问题可以通过患者的适应得以解决。人工牙排列位置不正确或基托过厚也会影响发音，也会导致发音障碍。基托过厚可以调磨，但人工牙排列位置不正确则需要重新制作义齿。

修复前患者充分了解其自身条件，传统的全口义齿功能恢复能够达到的程度和局限性，及其自身对全口义齿的期望度是全口义齿能否成功的关系因素。患者应理解不同个体，或同一个体不同时期的自身条件和修复效果都可能存在差异，不应拿多年前修复的效果来要求重新制作的新义齿。尽量消除患者对全口义齿修复的错误认识，以及不切实际或过高的期望。理解义齿初戴后需要适应，而适应的时间与患者自身的条件相关。对义齿初戴后可能出现的问题和应对办法有足够的认识、心理准备和信心。避免患者出现义齿固位不好、疼痛等问题而对医师产生误解和不信任。全口义齿修复效果的好坏与医师的技术、患者的自身条件及积极主动配合的程度密切相关。患者缺乏耐心和信心会直接影响义齿的使用效果，如果采取主动的态度，积极练习使用义齿，在感觉义齿松动时能够主动去做防止义齿脱落的动作，会非常有助于患者掌握对义齿的控制，缩短适应义齿的时间。对于口腔条件非常差、传统全口义齿修复效果不佳的患者，可以建议患者选用种植体支持式的覆盖义齿，以获得更好的使用效果，提高患者的满意度。

除了戴全口义齿后短期出现的问题外，戴用义齿一段时间后也易出现下述一些问题，临床上要注意及时复查发现问题并及时处理。

七、义齿性口炎

义齿性口炎是与义齿有关的红斑性口腔黏膜炎症，是黏膜对有害刺激的慢性炎症反应（图7-8）。常见于上颌义齿承托区黏膜，多发生在女性，很多伴随有义齿清洁不彻底的问题（图7-9）。

处理方法：通过调改去除义齿引起的创伤因素，或者使用治疗性义齿调理黏膜状态；用2.5%碳酸氢钠溶液浸泡义齿，彻底清洁义齿，去除义齿上的生物膜，防止细菌和真菌的滋生（图7-10）。保持良好的口腔卫生习惯，夜间不戴义齿，让承托区黏膜得到充分的休息。有白念感染者需抗真菌治疗，口含制霉菌素，每天3次，每次1片（50万单位），加口服维生素 B_{12}。明显异常增生的病损可考虑手术切除。

八、口角炎

全口义齿垂直距离过低、丰满度差，使口唇缺少支

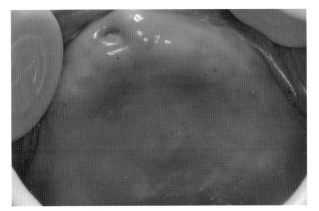

图 7-8　上颌黏膜义齿性口炎

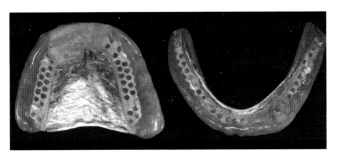

图 7-9　义齿清洁不彻底

持，口角皮肤出现褶皱。唾液通过虹吸作用，流到口角皮肤皱褶内，使此处皮肤长期浸泡在唾液中，唾液中的微生物感染浸泡的口角皮肤，发生炎症。

处理方法：重新制作义齿恢复患者的口唇支持和恰当的咬合垂直距离；克霉唑软膏和金霉素软膏交替涂敷口角，一个疗程为 2 周，一般需 1~2 个疗程。

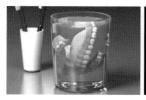
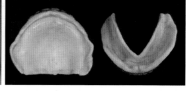

| a. 义齿清洁 | b. 使用了组织调理剂的治疗性义齿 |

图 7-10　义齿性口炎患者的义齿处理

九、疼痛、松动、咬合无力等不适

患者长期正常戴用义齿后，出现黏膜疼痛、溃疡、义齿松动等问题。最常见的原因是由于牙槽嵴的进一步吸收造成基托不密合、边缘过长，人工牙磨耗不均造成咬合干扰。需要作进一步的检查和相应调改。

很多患者不能察觉或忽视轻微的不适，有些患者即使义齿已有明显问题，仍坚持勉强使用，直到义齿完全不能使用时才来寻求帮助。由于问题长期存在，导致牙槽嵴严重吸收和软组织增生，给再次修复造成很大困难。因此，戴用全口义齿的患者需要定期复查，一般每年予以复查，及时发现问题进行调改。如出现义齿组织面不贴合的情况，可以重衬处理。全口义齿使用年限有明显个体差异。患者需要定期复诊检查义齿材料老化以及义齿基托密合程度变化，如果义齿使用并维护较好，也可经调改并重衬后再延长使用几年。如因人工牙磨损严重，导致垂直距离降低，则应重新制作全口义齿。

随着人均寿命的延长，许多无牙颌患者一生需不断更换多副义齿使用。因此，要明确告知患者要定期复查并适时更换义齿，从而减缓牙槽嵴的吸收，并避免出现因义齿异常磨耗导致颌位关系异常，维护口颌系统的健康口腔功能状态。

十、义齿折断

义齿折断的原因包括：不慎将义齿掉到地上造成唇侧或颊侧基托折断；由于𬌗力不平衡造成义齿折断（图7-11）；义齿受力过大折断或脱落。

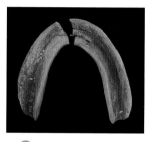

图7-11 下颌义齿折断

处理方式：

（1）断端可以对合复位的基托折断修理：对合复位折断基托，用502胶将断端粘固，灌注石膏模型。待石膏凝固后，将义齿从模型上取下，用桃形钻或石轮将折裂处两侧基托各磨去一部分，加宽破裂线，深度达到组织面。模型涂分离剂，将义齿及折断基托在模型上就位，用自凝树脂粘固。或用蜡恢复断端形态后，装盒，用热凝树脂充胶。

（2）折断的唇或颊侧基托不能再对合复位的修理：义齿戴入口内后取模，灌注模型，然后在模型上制作缺损区域的蜡型，装盒，用热凝树脂修复缺损的基托。或在模型上直接用自凝树脂恢复缺损部位的基托外形。

（3）人工牙折断或脱落的修理：磨除义齿上残留的人工牙和部分基托，选择颜色、形态大小相同的人工牙（如果脱落人工牙完整，也可使用），调磨人工牙盖嵴部、邻面使其在缺隙就位，调整咬合，用蜡恢复牙龈处基托形态。然后装盒，用热凝树脂充胶。或用自凝树脂直接粘固人工牙。注意：脱落人工牙粘固后应进行调殆。

第八章

治疗性义齿及其数字化复制

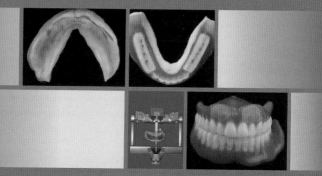

一、老年患者咀嚼器官的生理特点

无牙颌患者多数为老年人，随年龄的增长，身体的组织结构会逐渐发生退行性改变，机体的代谢功能、神经反应、精神状况和适应能力等各方面都会逐渐减退。牙列缺失后的退行性改变主要发生在牙槽嵴与口腔内软组织，随着年龄增长与无牙颌年限的延长，退行性改变会持续进行，而长期佩戴不合适的义齿，会加速这一进程。表现为：牙槽嵴吸收至低平甚至凹陷；黏膜逐渐变薄，敏感性逐渐增高，易损伤疼痛；前庭沟变浅，系带附着位置变高甚至消失；舌体肥大、唇颊部软组织内陷移位；颞下颌关节病。以上问题均导致了后期修复困难，对于此类患者，称之为全口疑难病例。这类患者的口颌功能明显下降。对患者的日常生活造成极大影响，降低了其生活质量。

此外，老年人的系统性疾病也会对口颌系统产生影响。其口腔组织的变化可能对义齿修复带来不利影响。

（一）口腔黏膜

1. 口腔黏膜增龄性变化对戴用义齿的影响

与皮肤相似，黏膜的增龄性变化也表现为黏膜变薄，结缔组织的胶原纤维减少，失去弹性，愈合能力减弱。黏膜变得脆弱、敏感，容易发生义齿压痛和创伤。此外，黏膜是防止微生物、抗原、病毒等入侵的重要防御屏障，不合适的义齿会影响黏膜的状态与功能，可能导致义齿性口炎的发生。

2. 唾液分泌机能减退

唾液对于口腔的舒适、健康和功能有重要作用。口干症患者容易出现猖獗龋、念珠菌病、吞咽困难和黏膜不适等。此外，唾液对于全口义齿的固位也起着重要作用。义齿与黏膜之间完整的唾液膜使两者之间产生吸附力和表面张力，并有助于边缘封闭。口干症患者义齿的固位只能依靠患者运用肌肉控制来维持，且患者常诉有烧灼感、口腔黏膜不适和咀嚼困难等症状。

（二）神经肌肉系统

中年以后，肌肉的大小、伸缩速度和肌肉强度都会随年龄的增加而逐渐减弱。研究发现，咬肌和翼内肌的横截面积随年龄增加而减小，从 20 岁到 90 岁，咬肌和翼内肌的质量和密度大约丧失 40%。随着天然牙和牙槽骨的吸收，以及牙周膜、咀嚼黏膜等组织的功能退化，这些组织器官传入神经中枢的感觉信号大幅度减少，中枢神经系统的信号传入不全，运动传出系统无法正常运作，因此逐渐发生了咀嚼障碍、吞咽障碍、发音障碍和审美障碍等。

增龄还会导致神经感觉的灵敏性下降，学习能力及记忆力减退。随着年龄增长，脑皮质神经元和神经突触逐渐减少，神经中枢的处理能力减弱，对感官刺激的反应减弱，反应时间变慢；感觉系统的嗅觉、味觉和听觉减弱；对肌肉（如咬肌）收缩的精确控制减弱。因此无牙颌老年患者需要付出更多的时间和努力去适应和自由使用新的义齿。

二、治疗性义齿的使用

针对义齿戴用后疼痛无法通过调改消除，义齿受解剖因素的影响无法达到较好的使用效果的，或者因颞下颌关节疾病或肌功能紊乱等导致颌位不稳定的情况，一般可以通过使用治疗性义齿作为一种过渡性义齿，解决大多数无牙颌患者戴牙后出现的问题。1986年日本学者最早提出了治疗性义齿体系：即以暂义齿作为治疗用义齿，通过组织调理与咬合调整，逐步解决功能性印模与颌位问题，并获得一定的义齿空间，最终通过复制义齿技术制作全口义齿。2014~2019年关于治疗性义齿的文献主要集于日本学者发表的相关病例报告和临床应用研究。

治疗性义齿在义齿的组织面衬垫组织调理剂，有助于恢复理想的无牙颌义齿的空间，并且能改善患者的口腔健康状况，提高义齿的固位与稳定和咀嚼能力，从而提高患者的满意度。理想状况下，基托和人工牙要位于口腔的中性区才可以使义齿能正常行使各种功能运动，对于牙列缺失时间较长或未戴用合适全口义齿的患者通过治疗性义齿来恢复中性区空间是有必要的，口腔周围肌群间彼此的肌力在协调运作下，可以重新获得肌力平衡的位置。治疗性义齿组织面呈现的变化规律如下：①组织调理剂逐渐分布均匀，下颌义齿唇颊侧边缘向外扩展，舌侧适应性变化（图 8-1）；②咬合印迹变化为逐渐对称、均匀，呈明确的点接触，无早接触，无滑动（图 8-2）；③口内黏膜经治疗后逐渐由红肿、溃疡的状态转变为健康的状态（图 8-3）。

三、治疗性义齿的数字化复制

更换治疗性义齿为最终的全口义齿的指征包括：咬合状况稳定，即双侧咬合印迹对称、均匀，呈明确的点接触，无早接触，无滑动；黏膜情况改善，即无红肿或溃疡等症状；义齿的固位与稳定性满足患者日常使用要

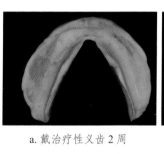

a. 戴治疗性义齿 2 周

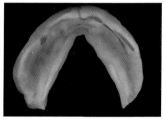

b. 戴治疗性义齿 1 月

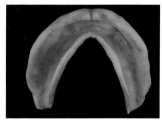

c. 戴治疗性义齿 6 周

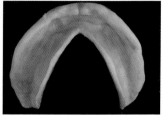

d. 戴治疗性义齿 2 月

图 8-1　治疗性义齿组织面变化

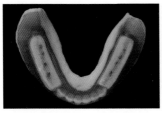
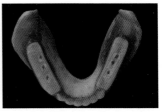

a. 戴治疗性义齿 2 周　　　　　　　　b. 戴义齿 1 月

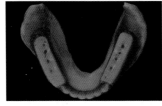
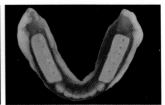

c. 戴义齿 2 月　　　　　　　d. 戴义齿 3 月，咬合印记
　　　　　　　　　　　　　　　　均匀、对称

图 8-2　治疗性义齿咬合面变化

求；患者无主观不适感。达到预设的治疗目标后，即可进行最终的全口义齿的制作。

为了确保全口义齿的固位、稳定与良好的咀嚼功能，全口义齿应复制治疗性义齿的形态和咬合关系。将治疗性义齿中的平板𬌗换成全口义齿中有解剖形态的人工牙，有助于提高咀嚼效率。而准确的颌位关系转移和下颌运动轨迹的记录，可以帮助全口义齿复制治疗性义齿的咬合关系。

传统的复制治疗性义齿的方法需要将治疗性义齿和记录的颌位关系送到制作中心灌注模型、上𬌗架、制作暂基托、排牙、包埋、充胶和抛光等，流程较为复

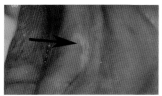

a. 黑色箭头指示治疗初期的
黏膜溃疡

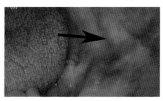

b. 黑色箭头指示唇颊侧前庭
沟黏膜转折处因义齿扩大而
呈现发白状态

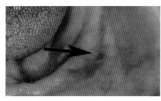

c. 箭头指示治疗中末期
黏膜好转的情况

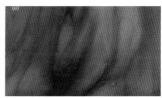

d. 治疗结束时，黏膜无破溃，由
红肿发炎恢复至健康粉红外观

图 8-3　戴用治疗性义齿后口腔黏膜变化

杂且耗时。随着数字化技术的应用，我们也提出了数字
化复制义齿的新方式，通过数字化扫描、电子面弓转移
颌位关系、数字化排牙、静动态调𬌗和数字化加工的方
法（图 8-4），可以成功复制治疗性义齿为最终的全口义
齿，有较高的精准度，为医生和技师提供了简单、有效
的工作流程，有望使临床和加工的流程从传统转变到数
字化。

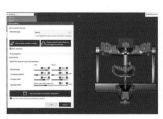

a. 转移颌位关系至
虚拟𬌗架

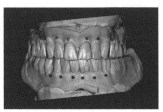

b. 数字化排牙

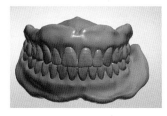

c. 复制了治疗性义齿
的基托与人工牙列

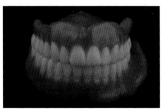

d. 数字化制作的全口义齿

图 8-4　数字化复制治疗性义齿的流程

参考文献

［1］赵铱民. 口腔修复学［M］. 7 版. 北京：人民卫生出版社，2012.

［2］阿部二郎，小久保京子，佐藤幸司，等. 下颌吸附性义齿和 BPS 临床指南［M］. 北京：人民军医出版社，2014.

［3］阿部二郎，岩城谦二，须藤哲也，等. 下颌吸附性全口总义齿技术 – Class Ⅰ/Ⅱ/Ⅲ 型的临床、技师技术及美学［M］. 东京：精华出版社，2017.

［4］柴璐毅. 帕金森无牙颌患者使用两种垂直距离义齿修复后咀嚼肌表面肌电分析［D］. 浙江大学，2012.

［5］龙瑞丽，郑浩，吴家媛，等. 缺牙与老年痴呆相关性研究进展［J］. 实用老年医学，2019，33（02）：198–201.

［6］中华人民共和国国家统计局. 2018 年国民经济和社会发展统计公报［J］. 城市规划通讯，2019（06）：13.

［7］陈宁. 腭小凹在确定上颌全口义齿后缘时的可靠性

［J］. 国外医学. 口腔医学分册，1981（02）：121.

［8］ 王景蓉，高姗姗. 治疗性义齿对无牙颌患者义齿空间的影响及临床效果评估［J］. 口腔疾病防治 2022，30（2）：103-110.

［9］ 任贤云，何红，李红云，等. 面下 1/3 垂直距离与手掌四指根部距离观察［J］. 临床口腔医学杂志，1999（01）：58-59.

［10］ 施生根，张玉梅，辛海涛，等. 全口义齿前伸平衡牙合理论的简化与应用［J］. 中华口腔医学杂志，1996（04）：54-56.

［11］ 王晓容，王景云，刘晓秋. 全口义齿上颌排牙法与下颌排牙法的比较［J］. 吉林医学，2006（05）：482-483.

［12］ Wang Jingrong, Jin Chunxiao, Dong Bo, et al. Fully digital workflow for replicating treatment dentures：A technique for jaw relation transfer and dynamic occlusal adjustment［J］. Journal of prosthetic dentistry，2023，130（3）：288-294.

［13］ Guo J, Ban J H, Li G, et al. Status of tooth loss and denture restoration in Chinese adult population：findings from the 4th National Oral Health Survey［J］. Chinese Journal of Dental Research，2018，21（4）：249-257.

［14］ Lawson WA. Current concepts and practice in complete dentures. Impressions：principles and

practice [J]. Journal of dentistry, 1978, 6 (1):
43–58.

[15] Diernberger S, Bernhardt O, Schwahn C, et al.
Self-reported chewing side preference and its
associations with occlusal, temporomandibular and
prosthodontic factors: results from the population-
based Study of Health in Pomerania (SHIP-0)
[J]. Journal of Oral Rehabilitation, 2010, 35 (8):
613–620.

[16] Kapur K K. A clinical evaluation of denture
adhesives [J]. Journal of Prosthetic Dentistry,
1967, 18 (6): 550–558.

[17] Andrade KM, Alfenas BFM, Rodrigues Garcia
RCM. Influence of removable prostheses on
mastication in elderly subjects with rheumatoid
arthritis [J]. J Oral Rehabil, 2018, 45 (4):
295–300.

[18] Sawako T. 治療用義歯を用いた顎位が不安定な
上下顎総義歯症 [J]. Annals of Japan Prosthodontic
Society, 2014, 6 (1): 83–86.

[19] Taiji Ogawa. 治療用義歯を用いた咬合高径の
調整によ主訴を改善した一症例 [J]. Annals
of Japan Prosthodontic Society, 2016, 8 (1):
94–97.

[20] Suzuki E. 顎堤吸収の著しい無歯顎患者に対し

治療用義歯を用いて全部床義歯を製作した症例 [J]. Annals of Japan Prosthodontic Society，2017，9（1）：66–69.